서동만 M.D., Ph.D.

이화여대 명예 교수, 의학과
서울의대 졸업, 의학박사
서울대학병원 수련
울산대학교 의과대학 교수 겸 서울 아산병원 선천성 심장병 센터 소장
건국대학교 의과대학 교수 겸 건국대학교 병원 심혈관 센터 소장
이화여대 의과대학 교수 겸 이화여대 부속 병원 심혈관 센터 소장
매우 많은 선천성 심장병 환아 수술
국내 최초 최다 소아 심장이식 수술
'EBS 명의' 두 차례 선정(선천성 심장병 아이들의 아버지, 심장이식의 명의)
해외 심장병 환자들과 의료진을 대상으로 한 봉사(중국, 베트남, 아프리카)
대한 적십자사 박애장 은장

양현숙 M.D., Ph.D.

부산의대 졸업, 의학박사
서울 아산병원 수련
Mayo Clinic, Rochester MN, Clinical Fellow, Cardiology Echocardiography
건국대학교 의과대학 교수 겸 건국대학교병원 심장혈관내과 교수

박천수 M.D., Ph.D.

서울의대 졸업, 의학박사
서울대학병원 수련
울산대학교 의과대학 교수 겸 서울 아산병원 소아 심장외과 과장

심장 수술
그 이후

Long after the heart surgery

서동만

엠
아이
디

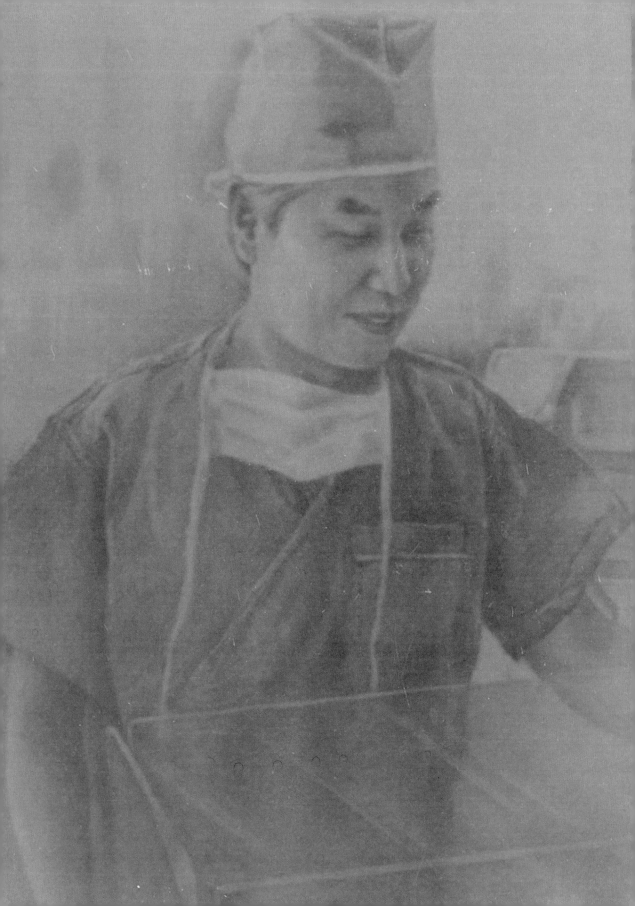

심장 수술 그 이후

Long after the heart surgery

저자 서동만

편집자 서동만
양현숙
박천수

목차

제 3 장   **외발로 살아가기 (단심실 그룹)**

서문

수화기 너머 들려온, 울음 섞인 다급한 목소리에 어떤 얼굴이 단번에 떠올랐다. 그래 그 아이, 그리고 그 아이의 엄마였다.

아이는 복잡한 선천성 심장병인 '단심실'로 어려서부터 심장 수술을 여러 차례 받았다. 또한 합병증으로 뇌졸중을 앓아 한쪽 몸의 움직임이 불편하다. 그러니 나이 스물이 넘어, 이미 아이가 아니지만, 엄마에게는 아직 너무나도 아이였다.

수술한 필자의 마음에도 오래 남아있는 환자와 보호자였다.

이후 나름 안정된 상태를 유지하여, 집 근처 모 대학 산하병원에서 통원 치료를 받으며 몇 년이 흐른 후였고, 필자도 정년 퇴임을 얼마 앞 둔 상태인 시점이었다.

그런데 진료실로 전화가 온 것이다. 그쪽 병원 응급실에서 '폐 색전증'이 의심되므로 수술 받은 병원으로 가기를 권했고, 필자가 처음 수술을 시행했던 병원에서는 또 다른 이유로 진료가 어렵다고 했다는 것이다. 당장 필자가 근무 중인 병원 응급실을 통해 입원하도록 하여 문제를 하나하나 해결해 나갔다.

이 환자와의, 보호자와의 재회가 필자를 깊은 고민에 빠지게 만들었다.

'어떻게 이들에게 조금이라도 더 도움이 될 수 있을까?'

이 세상에 '인공 심폐기'라는 기계는 1953년 이전에는 없었다. 그런데 이 발명품의 도움 없이는, 평생 쉬지 않고 뛰는 심장을 멈추고 열어 수술(개심수술)한다는 것은 상상할 수 없는 일이다. 따라서 1950년 대 이전에 지구상에 태어났던 대부분의 선천성 심장병 환자들은 제대로 된 진단과 치료를 받아보지 못하고 일찍 세상을 떠나야 했었다. 그러나 닥터 기본John Gibbon 이라는 미국 흉부외과 의사의 20년에 걸친 노력과 집념으로 인공 심폐 기계가 탄생하였고, 이를 전환점으로 하여 비교적 짧은 시간 동안에 많은 심장병 환자들, 특히 선천성 심장병 환자들이 세상의 빛을 함께 나눌 수 있게 되었다.

지난 70여 년의 세월 동안 선천성 심장병 수술 분야는 크게 발전하여 약 150여 종류의 진단 조합과 이에 대한 250여 가지의 수술 기법이 개발되었다. 덕분에 대부분의 선천성 심장병 환아 들은 성공적인 치료 후 성인이 되어가고 있다. 이들은 수술 받기까지의 긴 터널과 수술 실패의 위험이라는 높은 장벽을 넘어 커다란 축복을 받은 것이다. 그러나 환자 개개인 심장의 모든 구조적, 기능적 문제가 100% 해결되는 것은 아니며, 수술 후에도 이러저러한 문제들을 안고 살아가게 되는 것 또한 사실이다. 특히 복잡한 구조를 갖는 선천성 심장병의 경우에는 어쩌면 평생 병원을 가까이하면서 살아가야 할 수도 있다.

이에 필자가 흉부외과 의사로 몸담은 40년 가까운 세월 동안 함께 인연을 나누었던 약 7,000건에 이르는 심장 수술의 증례들을 바탕으로 몇몇 문제점들을 정리해보았다. 단순 선천성 심장병 환자들의 경우는 제외하고,

'대혈관 전위', '양대혈관 우심실 기시', '수정 대혈관 전위', '단심실', '활로 4징', '대동맥 궁 이상' 등 소위 '복잡 선천성 심장병'을 가진 환자들의 애환이 스민 여러 스토리를 기록하였다. 더불어 대표적인 증례들을 통해 알리고 싶은 의학적 사실들을 정리하였다. 물론 조금 단순한 선천성 심장병은 거의 대부분이 복잡 선천성 심장병의 일부로써 동반되어 있으므로 이러한 환자들도 읽어 도움이 될 것이다.

스토리 위주로 읽어도 환자 본인이나 주위 분들 서로에게 위로가 될 수 있겠지만, 독자들 중에 자신과 유사한 병의 경우를 발견하면, 따로 편집된 의학적 사실 부분을 어렵더라도 반복해 읽어, 스스로의 문제점들을 이해하는 데 도움이 되었으면 하는 바램이다.

이 책은 치료자보다 훨씬 오래 살아갈 환자 본인, 환자 보호자와 관심 있는 주위 분들께 도움이 될 수 있기를 바라면서, 2023년 3월부터 8월까지 총 25주에 걸쳐 매주 인터넷 매체KorMedi.com에 '서동만의 리얼 하트'라는 제목으로 연재한 칼럼을 바탕으로 하고 있다.

요즈음은 대부분의 환자들이 검색을 통해 각자의 문제점(나무)를 어렵지 않게 파악할 수 있는 시절이다. 이에 더하여 숲을 볼 수 있는 안목을 키워, 그들의 인생 항해에 작은 도움이 되기를 기대해 본다.

심장에 문제가 있거나 없거나
우리 모두는 인생이라는 바다를 헤쳐가는 것이라 한다.
행복의 나라를 향해서 또는 고해 그 자체를.

- 본 메디컬 에세이에 수록된 일부 그림은 아래의 참고 문헌에서 인용하였다.

- 선천성 심장병 (박인숙, 고려의학, 2008, ISBN 9788970436418),
- Angiocardiograms in Congenital Heart Disease (유시준, Oxford Medical Publications, 1992, ISBN 978-0192621191),
- Larsen's Human Embryology (Gary C. Schoenwolf et al. Elsevier, 6th edition, 2021, ISBN 978-0323696043),
- Animal Physiology (Eckert R. W.H. Freeman and Company, 3rd edition, 1998, ISBN 0-716-71828-6).

감사의 글

무엇보다 먼저 필자를 믿고 치료를, 심장 수술을, 맡겨주었던 환자들과 보호자 분들께 깊이 감사드린다.

평생 한 순간도 쉬지 않고 뛰는 심장을, 가슴을 열어 만지고 칼을 댄다는 것은 언제나 가슴 떨리는 일이다.

어렵고 부족함을 느끼는 많은 순간, 종교와 무관하게 간절한 기도를 드리지 않을 수 없었다.

지독한 가난 속에서도 지극한 사랑으로 키워 주시고, 이 매력적인 학문의 길에 들어설 수 있도록 인도해 주신 부모님께는 어떻게 감사드릴 수 있을까? 눈앞이 흐려질 뿐이다.

서울대학교라는 좋은 학교와 앞선 병원에서 고 이영균 교수님, 고 서경필 교수님, 고 김종환 교수님, 노준량 교수님, 김용진 교수님을 비롯한 여러 훌륭하신 스승님들께 배울 수 있었던 것은 커다란 행운이었다. 머리 숙여 감사드립니다.

세종병원에서 박영관 이사장님의 배려 아래 약 5년 동안 심장외과 의사의 기본을 다질 수 있었던 것도 남다른 행운이었다. 깊이 감사드립니다.

서울 아산 병원(현대중앙병원)의 초창기 20년, 바삐 뛰어다닌 그 긴 시간은 가슴 뛰는 추억이다.

그 기간 동안 소아 심장과 박인숙 선생님, 흉부외과 송명근 선생님, 심장내과 박승정 선생님, 영상의학과 유시준 선생님이라는 기라성 같은 선배님들과 한솥밥을 나누었다는 사실은 믿기지 않는 축복이었다. 그 분들은 매 순간 필자에게 영감을 불어넣어 주었고 그 분들의 주마 가편이 필자를 더욱 더 성장하게 만들어 주었다. 깊은 애정과 감사를 올립니다. 환자를 위해 함께 동고동락했던 소아과 고재곤 선생님, 김영휘 선생님, 산부인과 원혜성 선생님, 그리고 영상의학과 구현우 선생님께도 감사드립니다. 그러한 분위기를 엮어 주셨던 고 민병철 원장님, 박건춘 원장님께 깊이 감사드립니다. 또한 그 터를 만들어 주신 고 정주영 회장님의 너른 그늘에도 큰 절을 올립니다.

호주 멜버른 로얄 칠드런 병원The Royal Children's Hospital Melbourne과 미국 클리블랜드 클리닉Cleveland Clinic을 이끌어 가신, 당대 최고의 소아심장 외과 의사이신 닥터 미Roger B. Mee, M.D.의 특별한 가르침은 필자에게 항상 등대가 되었다. 깊이 감사 드립니다. 아울러 멜버른 단기 연수 시절부터 따듯한 도움을 주고 우정을 지속했던 일본의 닥터 아소Toshihide Asou, M.D.와 그의 가족에게도 감사드린다.

토요일도 정상 근무에 주 몇 시간이라는 상한선도 없이, 매서운 다그침에도 불철주야 함께 뛰었던 많은 전공의들, 간호사 분들, 인공심폐기사 분들에게 감사드린다.

특히 전임의 과정을 거치면서 함께 고생했던 민경석 선생님, 윤태진 선생님, 박정준 선생님, 박천수 선생님, 장원경 선생님, 신홍주 선생님, 인도네시아 닥터 살로모, 인도의 닥터 아누락, 베트남 닥터 남, 연변의 닥터 박웅 등 여러 동지들에게도 감사드리며 커다란 성취가 함께 하기를 기원합니다.

수술장에서 정성을 다해 도와준 정은주 간호사, 인공 심폐기를 안전하게 믿음으로 운용해준 이영화 실장, 하헌창 실장, 병실 환자들의 모든 하소연을 감당해주 김상화 전문간호사, 임유미 전문간호사(현 단국대 간호대 교수) 등 '우리 식구'들에게 감사드린다.

추운 만주 벌판에서 뜨거운 베트남과 아프리카 짐바브웨까지 해외 현지 수술이 가능하도록 이끌어주신 '세이브더칠드런'의 고 이상대 이사장님, 선의 재단의 문영기 이사장님과 이명숙 실장님께도 감사드립니다.

평생 필자의 뒷바라지를 해주고 응원해준 아내와 두 아이들에게는 따로 오래 오래 감사 해야겠다.

원고의 시작으로 온라인 연재 기회를 주신 코메디닷컴(KorMedi.com) 이성주 대표님과, 책으로 엮어주신 ㈜엠아이디미디어(MID) 최종현 대표님께 감사드린다.

마지막으로, 데이터를 모아 피어 리뷰 해주고 훌륭한 편집을 하기 위해 많은 시간과 재능을 아끼지 않은 건국의대 심장내과 양현숙 교수와 울산의

대 흉부외과 박천수 교수의 수고가 없었다면, 필자 혼자의 노력으로 이 책이
나오기란 불가능한 일이었다. 크게 감사드린다.

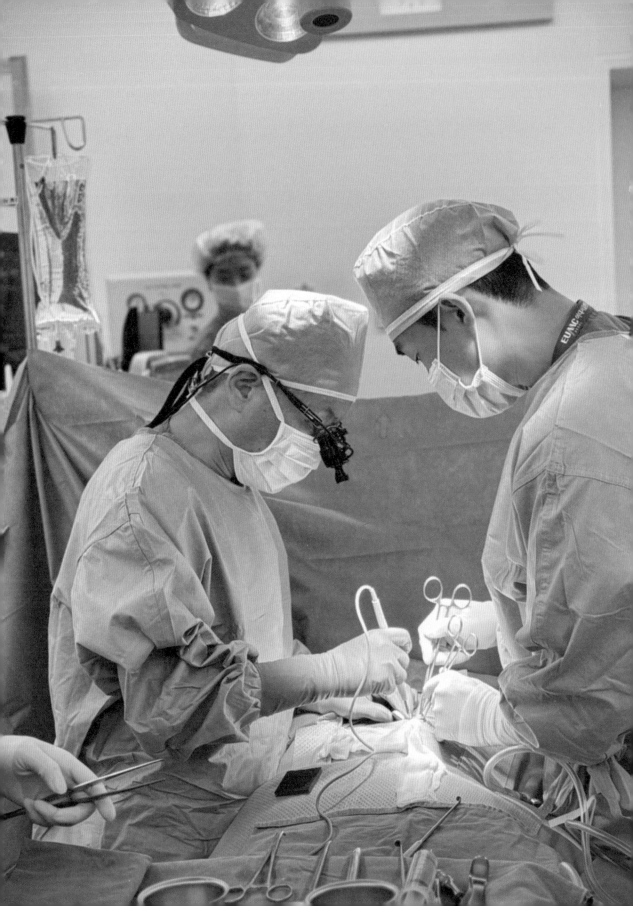

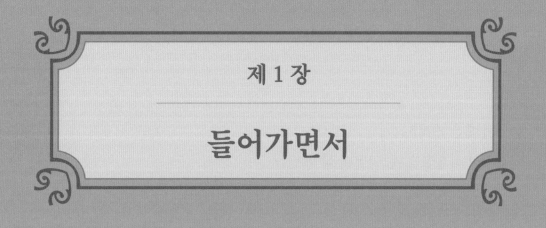

제 1 장

들어가면서

Long after the heart surgery

엽기 혹은 기적?

2023년 초 해외 토픽 하나가 눈길을 끌었다. 뉴질랜드에 사는 29세 여성이 자신의 옛 심장을 '지퍼 백'에 담고, 이를 영상으로 만들어 소셜 미디어에 올린 것이다. 이 여인은 4년 전 심장 이식 수술을 받았다. 시간이 흐른 뒤 수술 전의 병들었던 심장을 병원으로부터 전달받아 보관하고 있다고 했다. 이런 행위가 그 나라에서는 엽기적이지만 합법적인 것이란다. 자기 손으로 자기 심장을 만질 수 있다니! 마치 저 멀리 달나라에 가서 옥토끼를 만나고 왔다는 이야기 같지 않은가?

심장은 자신의 손바닥을 가슴에 가만히 대기만 해도 박동을 느낄 수 있을 만큼 매우 가까이 있다. 그러나 손가락 한 마디 정도 두께의 가슴뼈가 보호하고 있어 겉에서는 기구를 이용한 청진만이 가능하다.

그런데 살아있는 사람의 심장에 관을 넣어 사진을 찍고 검사나 투약을 하는 등의 행위를 처음 시도한 인물이 있었다. 1929년 독일의 신출내기 외과 인턴 베르너 포르스만Werner Theodor Otto Forßmann이 자기 팔에 있는 정맥을 통해 관을 삽입하여 우심방에 이르게 하고 이를 X레이로 촬영하는 데 성공한 후 여러 시도들을 한 것이다. 이는 심장병의 진단과 치료에 선구적인 시도였지만, 주위에서는 이를 엽기적인 행위로 여겨 동료들도 가까이하기를 꺼려했다고 한다.

실망한 그는 시골에서 비뇨기과 의사로 개원하여 지냈다고 한다. 다행히도 27년이 지난 1956년 노벨 위원회가 그에게 노벨상 생리의학상을 수여하여, 심도자법 개척을 위한 그의 '살신성인'은 제대로 자리매김되었다.

이후 많은 사람들의 연구에 의해 여러 가지 인공 심폐기들이 개발되었고, 그들 중 미국 흉부외과 의사 기본John Gibbon이 1953년 본인이 개발한 인공 심폐기계를 이용하여 사람의 개심술開心術에 성공했다.

또한 1967년 남아프리카공화국의 흉부외과 의사 크리스티안 바나드Christiaan Barnard는 환자의 병든 심장을 제거하고 뇌사자의 건강한 심장을 이식하는 심장 이식 수술에 처음으로 성공하는 등 심장 수술은 급격한 발전을 이루게 되었다.

인류가 최초로 달에 가서 달의 물질을 가져온 것은 1969년 미국의 아폴로 우주선이 달 착륙에 성공했기에 가능했다. 1903년 라이트 형제가 위험을 무릅쓰고 지구 표면을 박차고 하늘을 나는 데 성공한 지 60여 년의 세월 동안 이루어진 역사였다. 우리가 감정의 근원이라 믿어왔던 심장을 만지고, 많은 예술가들에게 모티브가 되어 주었던 달이 과학적 시료가 되는 과정은 여러 면에서 닮아 있다.

첫 개심 수술이 성공했던 당시를 되돌아보면, 기본 박사가 인공 심폐기를 개발하고 많은 동물 실험을 거쳐 인체에 적용하는 데 성공한 것은 1953년으로

18세 심방 중격 결손증 환자에 대한 수술이었다.

그러나 이보다 한 해 전인 1952년, 생후 15개월에 체중 5 kg이며 심방 중격 결손증 진단을 받은 환아에게 개심 수술이 시도됐지만, 수술 소견상 심방 중격 결손은 없었고 환아는 숨졌다. 이어 시행된 부검에서 '동맥관 개존'이 '심방 중격 결손'으로 잘못 진단되었던 것으로 판명되었다. 지금 잣대로 보면 어이없는 일이었다.

역사의 첫걸음은 무거웠던 것이다.

신생아의 약 3%가 각종 선천성 질환을 앓는다. 이 중 선천성 심장병은 아기의 0.8~1.0%에게 생겨 전체 선천성 질환 중 가장 높은 비율(30% 안팎)을 차지한다.

따라서 20세기 중반까지 지구상에 태어났던 대부분의 선천성 심장병 환아들은 제대로 된 진단과 치료를 받아보지 못하고 매우 일찍 세상을 떠나야 했었다. 그러나 지난 70여 년의 세월 동안 심장 수술 분야는 크게 발전하여 선천성 심장병에 관하여 약 150여 종류의 진단 조합과 이에 대한 250여 가지의 수술 기법이 가능해졌다. 이 덕분에 대부분의 환아들은 성공적으로 치료를 받고 성인이 된다.

수술받기까지 긴 터널과 수술 실패의 위험이라는 높은 장벽을 기적적으로 넘어선 아이들은 축복을 받은 것이 분명하다. 그렇다 하더라도 환자들 심장의 모든 구조적, 기능적 문제가 100% 해결되는 것은 아니며 이러저러한 문제들을 안고 살아가게 되는 것이 사실이다.

| Fig 1 | **심장 이식 전후의 흉부단순 촬영사진**

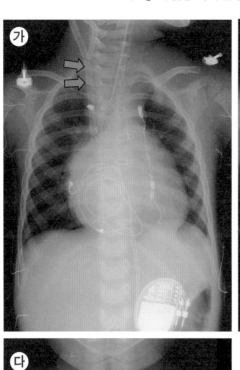

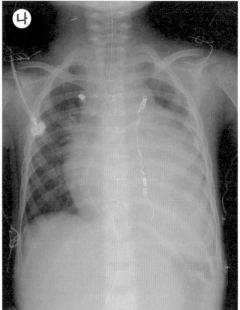

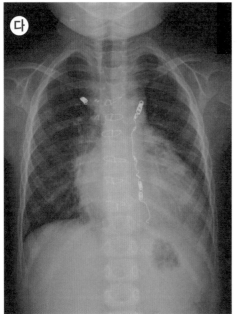

가. 수술 전 인공심폐보조장치 (ECMO) 및 인공
심박동기 거치 상태
　(빨강 화살표: 동맥관, 파랑 화살표: 정맥관)
나. 수술 다음날(심장 음영이 매우 커 보임)
다. 수술 5개월째(소아에 적응되어 작아진 심장)

증례

'좌심 형성 부전 증후군'이라는 복잡 선천성 심장병을 가지고 태어난 환아는 3세(체중 12 kg)가 되기까지 이미 타병원에서 수 차례 개심 수술을 받았으며, 최근 상태가 악화되어 필자에게로 왔다.

입원하여 여러가지 검사를 진행하는 도중 심정지가 발생하였다. 인공심폐 보조장치ECMO로 생명을 간신히 유지할 수 있었다(Fig. 1. 가). 이때 기적적으로 27세 뇌사자의 심장을 공여받을 수 있는 기회가 주어졌으나, 체중과 나이 차이가 너무나 컸다(체중 52 kg). 어려운 수술 끝에 성공적으로 '심장 이식'이 수행되었고, 환아는 순조롭게 회복하였다. 수술 후 5개월에 시행한 심장 초음파 검사에서 제 나이에 걸맞은 크기의 훌륭한 기능을 하는 심장을(Fig 1. 나-다) 가진 것으로 확인되었다.

아이는 이제 중학생이 되어 잘 자라고 있다.

여러 가지 의문들

- 이처럼 커다란 성인의 심장이 작은 아이의 몸에 들어갈 수 있을까?
- 그 큰 심장이 아이의 몸에 맞게 작아 질 수 있을까?
- 그 심장의 기능은 정상일까?
- 그 심장의 조직학적인 나이는?
- 이것은 엽기인가 아니면 기적인가?

선천성 심장병은 왜, 어떻게 생기는가?

모든 생명체는 살아가기 위해서 에너지를 필요로 한다. 인간을 포함한 포유동물은 산소와 영양분을 사용하여 각각의 세포에서 이 에너지를 만든다. 산소를 얻기 위해서는 폐가, 영양분을 얻기 위해서는 복부에 있는 위장관들이 역할을 한다. 이렇게 얻은 산소와 영양분을 세포 구석구석까지 전달하는 일을 심장이 감당하게 된다. 생존에 절대적인 이 임무가 원활히 행해지기 위해서는 심장과 폐가 손에 손을 잡고 동시에 일을 해야 한다.

우주 정거장과 우주 왕복선이 임무를 수행하기 위해서 안전한 도킹 시스템이 필요하듯, 심장과 폐도 각기 다른 발생과정을 거쳐 형체가 갖추어지면서 서로를 연결하는 구조물을 필요로 한다.

공기 중의 산소는 숨을 쉴 때 폐로 들어와 폐정맥을 통해 심장에 전달되고, 심장 박동에 따른 혈액 순환에 의해 몸 구석구석에 이르면, 대사과정을 거쳐 이산화탄소로 바뀐다. 이는 심장으로 돌아와 폐동맥을 거쳐 다시 폐를 통해 숨으로서 공기 중으로 내보내진다. 이 임무를 위한 연결 통로가 바로 폐동맥과 폐정맥이다.

 이 연결 통로는 잘못 만들어질 수도 있고, 제대로 만들어졌어도 잘못 연결될 수도 있다. 각각의 구조물 즉, 심장, 폐, 연결 통로 등이 잘못 만들어지거나 잘못 연결된 상태가 선천성 질환이다. 심장과 신체 각 부위를 연결하는 길인 대동맥과 대정맥도 마찬가지다. 예를 들어 폐정맥의 연결에 이상이 있으면 '폐정맥 환류 이상'이라는 병이고, 폐동맥의 연결에 이상이 있을 경우 '측부 혈관과 폐동맥 폐쇄를 동반한 심실 중격 결손증'이라는 병이 되며, 신체 각 부위로 나가는 길이 좁아지면 '대동맥 축착증' 혹은 '대동맥궁 단절'이라는 병이 된다. 이러한 병들은 선천성 심장병이라고 불리고 있으나 엄밀히 따지면 심장 바깥의 문제로 볼 수도 있다.

 한편 말단 세포에서 에너지를 만들고 남은 찌꺼기가 이산화탄소와 물이다. 이 중에서 물은 소변으로 배출되고, 이산화탄소는 심장을 통해 폐로 보내져 산소와 교환된다. 이 과정은 생명이 다하는 순간까지 반복되어야 한다. 이처럼 심장은 산소와 이산화탄소라는 전혀 다른 두 가지 물질을 동시에 효율적으로 다루어야 한다. 그렇게 하기 위해서는 심장이라는 하나의 구조물 안에 좌(산소 담당, 체순환)-우(이산화탄소 담당, 폐순환) 두 가지 시스템이 필요하다. 이 시스템을 갖추어 가는 일련의 과정을 '심장의 발생'이라고 한다. 태아의 심장은 임신 4주 차에 형성되기 시작하며, 심장 박동은 임신 5주 차부터 초음파 검사를 통해 확인할 수 있다. 이 심장 자체의 발생 과정에서 문제가 생기면 진짜 '선천성 심장병'이 되는 것이다.

 심장은 처음에 단순한 두 개의 긴 관에서 시작하여 그것이 합해진 후, 크게 4-5구획으로 분절되고분절화, segmentation, 각각의 구획이 좌우로 분리되고 격막화, septation, 일부가 구부러지는루프화, looping 등의 리모델링 과정을 거쳐 복잡한

| Fig 1 |

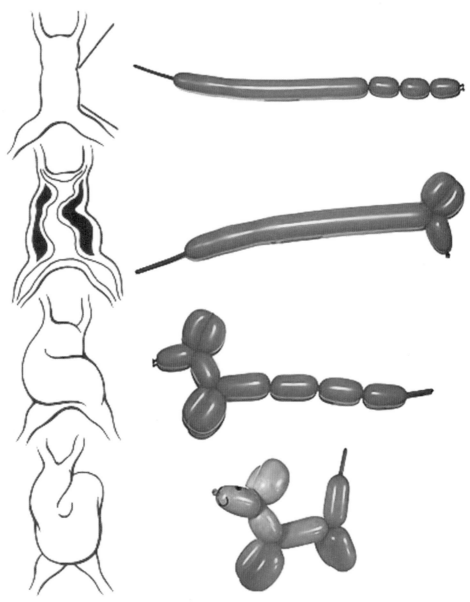

좌측 칼럼: 실제 태아 심장의 분절화 (segmentation)와 루프화 (looping).
우측 칼럼: 풍선을 이용한 분절화와 루프화 모형 작업

3차원적 입체 구조를 갖추게 된다. 마치 풍선을 불어 여러 가지 동물을 만들어 내는 요술쟁이 같이(Fig. 1).

그런데 이 과정은 일련의 연속적인 선택이라고 말할 수 있겠다.

즉, 두 개의 심방, 두 개의 심실, 두 곳의 중격, 대동맥, 폐동맥, 네 개의 심장 판막 등이 정상적으로 생길 수도 있고 아닐 수도 있고, 이들이 서로 올바로 연결될 수도 있고 아닐 수도 있다. 그 다양한 조합이 자리잡아 가는 과정은 마치 미로에서 길 찾기를 하는 것과 같다. 이 모든 선택의 기로를 무사히 통과하는 것은 아마도 2의 20승(1,048,576), 즉 최대 백만분의 일 이상의 '경우의 수'를 헤쳐 나가는 것과 같을 것이다. 이처럼 엄청난 선택 과정을 거쳐 하나의 온전한 심장이 탄생되는 것이다.

신의 영역인 무결점주의를 주장하지 않는 한, 그 과정 중에 몇 번의 오류는 생길 수도 있는 것이고, 그 결과가 선천성 심장병으로 나타나는 것이다.

즉, 이 병은 '창조 혹은 진화' 어떤 관점에서 보더라도, 프로그램은 완벽했으나 실행 단계에서 약간의 오류로 인해 발생한, 그 누구의 잘못도 아닌, '확률의

| Table 1 | 선천성 심장병의 발생 빈도

질환명	빈도(%)
심실 중격 결손증	28.3
심방 중격 결손증	10.3
폐동맥 판막 협착증	9.9
동맥관 개존증	9.8
활로 4징	9.7
대동맥 판막 협착증	7.1
대동맥 축착증	5.1
대혈관 전위증	4.9
기타 복잡 기형	14.9

문제'라 할 수 있다.

그러나 그 원인은 명확히 알려져 있지 않다. 다만 어떤 책에서는, 약 4%는 단일 유전자 돌연변이single gene mutation에 의해서, 약 5%는 기형 유발 물질teratogen에 의해서, 약 6%는 염색체 이상chromosome aberrations에 의해서 생길 수 있다고 하며, 나머지 85%의 경우 복합적인 요인multifactorial들에 의한 것으로 설명되고 있다Ref. Human embryology.

선천성 심장병의 발생 빈도는 태어나는 신생아 1,000명 중 8~10정도라고 한다. 그중 약 80%은 비교적 단순하며(Table 1), 수술로 고쳐질 수 있고, 수술 후 평생 잊고 걱정 없이 살아갈 수 있다. 그렇지만 우리는 앞으로 단순 그 이상의 문제들로 인해 수술을 받은 환자들을 살펴보게 될 것이다.

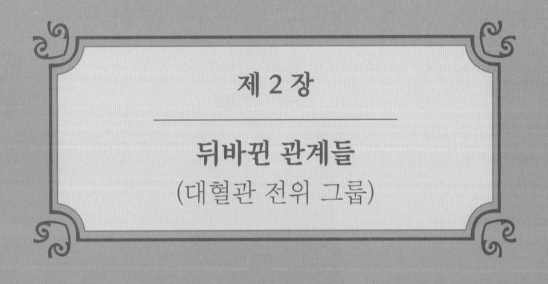

제 2 장

뒤바뀐 관계들
(대혈관 전위 그룹)

Long after the heart surgery

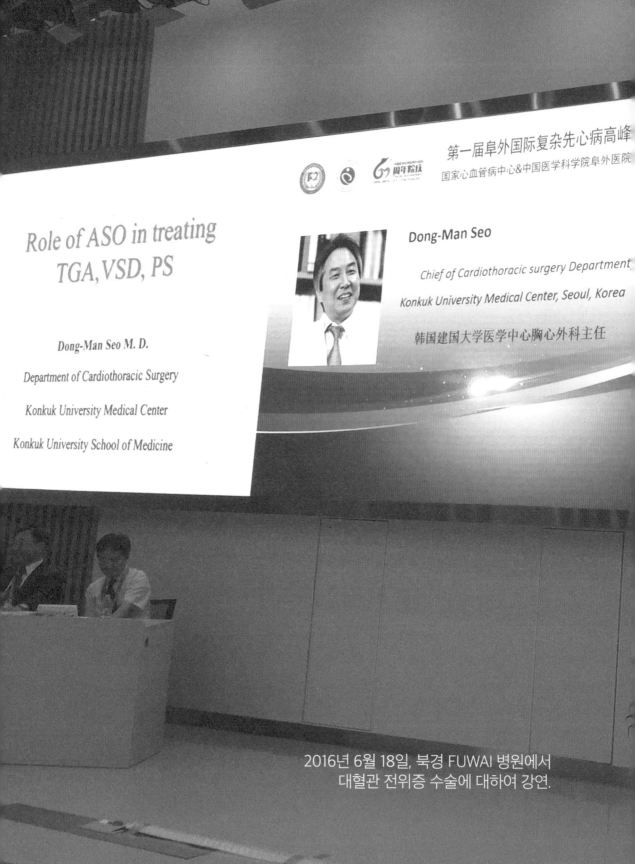

2016년 6월 18일, 북경 FUWAI 병원에서
대혈관 전위증 수술에 대하여 강연.

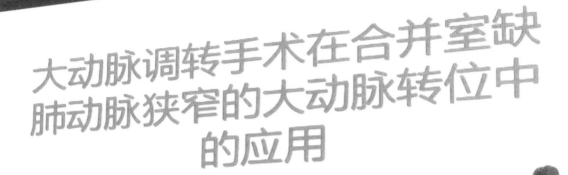

Dong-Man Seo M. D.

建国大学医学院

建国医学中心

心胸外科系

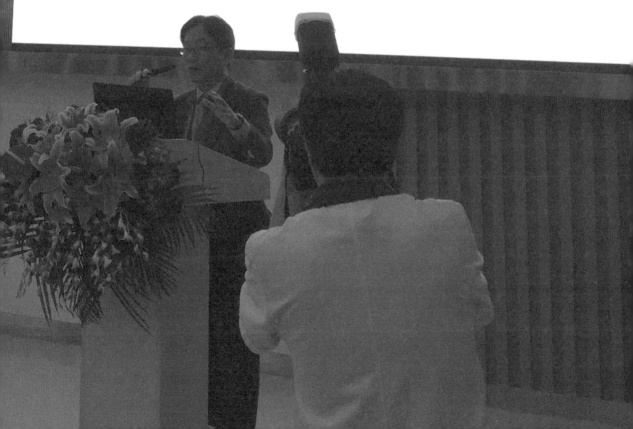

인연 : 이집트

한 선교사님이 28개월 된 환아의 수술을 부탁하셨다. 아이는 대혈관 전위, 심실 중격 결손, 좌심실 유출로 협착이라는 복잡한 진단의 선천성 심장병을 가지고 있었다. 산소 포화도가 51%밖에 안 되는 심한 청색증으로 이미 일차 시술(풍선 심방 중격 절개술)을 받은 상태였다.

처음에 아이는 S대학병원에서 치료해 주기로 약속을 받아 입국하였다고 했다. 그러나 진찰 후, 수술이 쉽지 않고, 따라서 입원기간이 길 것이며, 치료비를 위한 성금도 충분히 마련되지 않았기에 치료가 불가하다고 들은 딱한 처지였다.

그렇게 아이는 멀리 사막의 나라 이집트에서 필자에게로 왔다.

이집트 사람들은 대부분 이슬람교를 믿는다. 그러한 곳에서 기독교 선교사님의 도움으로 환아가 한국으로 올 수 있다니…

| Fig 1 |

Diagnosis

D-TGA, with side by side great arteries, small muscular outlet VSD & severe LVOTO due to subpulmonary muscle band & accessory tissues from AML with thickened stenotic valve also but the obstruction is mainly subvalvular, Retropulmonary CX, borderline LV, S/P BAS.

Plan

For urgent ASO & LVOTO resection & VSD closure vs. Senning or Mustard operation with LVOTO relief depending on LV mass calculation. Least option is BT shunt.

초음파 진단

대혈관 전위증, 작은 근육성 심실 중격 결손, 심한 좌심실 유출로 협착(폐동맥 판막 하부 근육 및 승모판막 조직), 약간 작은 좌심실, 풍선 심방 중격 절개술 받은 상태.

치료 계획

좌심실 근육 측정치를 바탕으로 아래와 같은 치료 계획 권고.

1. 긴급한 동맥 치환술 및 좌심실 유출로 협착 해소, 심실 중격 결손 봉합.
2. 심실 중격 결손 봉합 및 심방 치환술 (세닝 혹은 머스타드 술식), 좌심실 유출로 협착 해소.
3. 최소한의 옵션은 체-폐동맥 단락술.

게다가, 이집트에는 야쿱Sir Magdi Yacoub이라는 세계적으로 유명한 심장 외과 의사가 있다. 그는 이집트에서 태어나 그 곳 의과 대학을 졸업한 후, 영국에서 수련을 받고 그곳에서 경력을 이어갔으며, 성인과 소아 심장병을 망라한 모든 심장 분야 수술에서 커다란 업적을 많이 남겼다. 그 공로를 인정받아 영국 여왕으로부터 작위를 받았기에 Dr.라는 호칭이 아니고 Sir라고 불린다. 그는 자신의 고국 이집트와 주위 여러 나라에 도움의 손길을 내밀어 많은 환자들을 치료해주었고, 그러한 일을 위한 프로그램Chain of Hope도 운영하는 것으로 알려져 있다. 또한 그는 이 환아와 같은 대혈관 전위증의 수술에 있어서도 훌륭한 성적을 보여주었을 뿐만 아니라, 이 병에서 주요 관심 대상인 관상동맥의 패턴을 분류하고 수술 방침을 제시한 것으로도 유명하다. 이 아이는 어쩌면, 그의 손길을 받았어야 되는 환아였다.

환아의 진단이 확정되는 데에도 곡절이 있었다. 이집트 초음파 소견은 아래와 같았고(Fig.1),

- 대혈관 전위, 심실 중격 결손, 다소 작은 좌심실
- 심한 좌심실 유출로 협착, 폐동맥 판막 하부의 웃자란 근육과 승모판막 조직

이에 대하여, 세 가지 수술의 선택지를 제시하고 있었다.

1. 동맥 치환술, 심실 중격 결손 봉합, 좌심실 유출로 협착 제거.
2. 세닝Senning 혹은 머스타드Mustard 술식과 함께 심실 중격 결손 봉합과 좌심실 유출로 협착 부위 제거.
3. 체-폐동맥 단락술.

| Fig 2 | **뒤바뀌어 연결된 대동맥과 폐동맥**

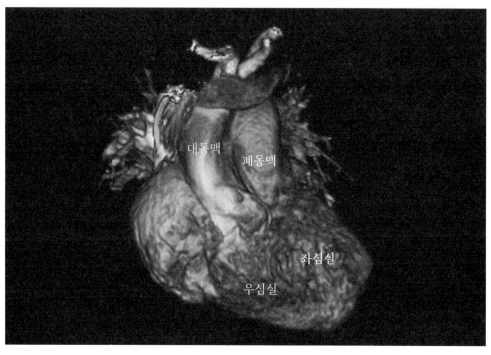

대혈관 전위증은 심방과 심실의 연결은 정상이나, 심실과 대혈관 사이의 연결 관계가 뒤바뀐 선천성
심장 질환이다 (우심방->우심실->대동맥; 좌심방->좌심실->폐동맥)

| Fig 3 |

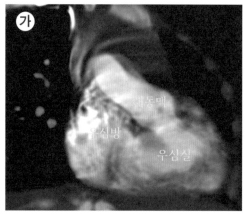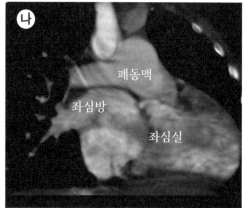

가. 우심실과 연결된 대동맥
나. 좌심실과 연결된 폐동맥

| Fig 4 |

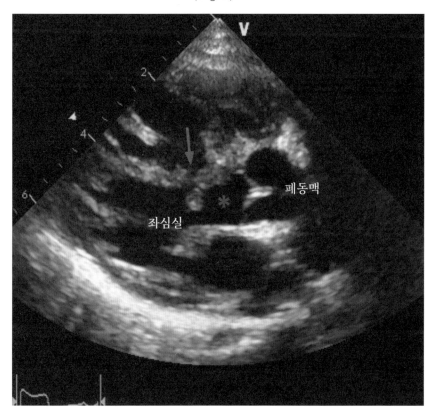

심실 중격 결손(화살표), 좌심실 유출로 협착(별표)

그러나 국내에서 시행한 초음파 검사에서는 양대혈관 우심실 기시, 심실 중격 결손, 게다가 아이젠멩거 증후군Eisenmenger syndrome이라는 엉뚱한 보고가 나왔다. 즉, 폐동맥 고혈압이 심해 수술을 할 수 없다는 실망스러운 보고였다.

여러 검사를 종합하여 검토한 결과(Fig.2~4) 처음 이집트에서의 진단이 더 합리적이었다.

게다가 인공 판막이나 도관을 사용하지 않고도 완전 교정술이 가능해 보였다.

이 환아가 가진 심장병 조합은 매우 드문 것으로서, 당시 그 수술법에 대한 논란이 한창이었는데, 공교롭게도 필자는 이미 이 병에 대한 수술 성적과 견해를 해외 학회지에 게재한 상황이었다. 이집트 소아과 의사가 제시한 위의 수술 방법 세 가지에 더해, 몇 가지 다른 방법도 생각할 수 있는 것이다. 즉 대동맥과 폐동맥의 근위부를 통째로 바꿔주는 방법Double root translocation, 일부를 바꿔주는 방법Nikaidoh operation, 인조 도관을 사용하는 방법Rastelli operation 등이다.

수술은 예정대로 무사히 진행되었다. 즉, 심실 중격을 봉합하고, 좌심실 유출로 근육을 제거하였으며, 불필요한 판막 조직도 제거한 후, 동맥 치환술을 시행하였다. 이후 아이는 부정맥 문제로 추가적인 심박동기 삽입을 필요로 하긴 했지만, 순조로운 회복을 보였다.

드디어 한 달 후

마디 마디의 고비를 넘어

아이는 무사히

뜨거운 사막으로,

율법의 나라로 돌아갔다.

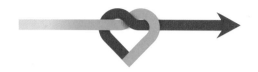

시절 인연 1 : 어느 독일 유학생 부부의 눈물

멀리 독일로 유학을 떠나온 젊은 부부가 이국 땅에서 아기를 낳았다.

그런데 매우 복잡한 선천성 심장병으로, 대혈관 전위 혹은 양대혈관 우심실 기시와 어려운 심실 중격 결손 등이 복합된 상태라고 들었다(Fig.1). 치료를 받기까지 기다림의 시간은 길기만 했다. 그렇다고 학업을 미루고 귀국할 수도 없는 일이었다. 게다가 1997년의 독일이라면 무한 신뢰의 나라 아닌가!

의료뿐만 아니라 모든 면에서 우리와는 비교 불가인 나라.

1. 드디어 생후 4개월(1997.12)에 튀빙겐이라는 작은 도시에서 개심 수술 (폐동맥 판막을 막아 버리고, 심방 중격을 열어주고, 포츠-단락술을 추가 하는 수술)을 받게 되었다. 그러나 회복은 더디기만 했고, 상태는 오히려 점점 나빠졌다. 더 큰 병원으로 가서 치료를 받아야 된다고 했다.
2. 생후 6개월에 대도시 뮌헨으로 옮겨 다시 개심 수술(라스텔리 술식:

| Fig 1 |

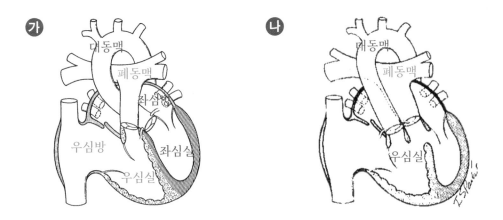

가. 정상 심장
나. 대혈관 전위증 혹은 양대혈관 우심실 기시증과 동반된 심실 중격 결손

| Fig 2 | **라스텔리 술식**

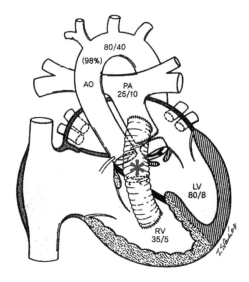

우심실에서 폐동맥으로 연결된 판막을 포함한 도관(별표)

심실 중격을 막고, 우심실에서 폐동맥으로 조직 판막을 이용한 도관으로 길을 만들어 줌)을 받았다(Fig.2).

3. 다시 1개월 후, 심실 중격 결손과 삼첨판막에 대한 문제들이 남아 세 번째 개심 수술을 받았다.

길고 긴 눈물의 시간이었다. 이후 다행히 아이는 잘 회복되어 귀국했다. 여섯 살이 되어 아이와 부모가 필자를 찾아왔을 때, 두번째 수술 시 넣어주었던 인공 조직 폐동맥 판막은 수명을 다했고, 삼첨판막 폐쇄부선이 여전하여 그로 인한 심방 부정맥도 발생한 상태였다.

4. 따라서 여섯 살에 인공 폐동맥 판막을 충분히 큰 기계식 판막으로 갈아주고 부정맥에 대한 수술(Maze 술식)을 같이 시행했다.

5. 여덟 살에는 불운하게도 감염성 심내막염에 걸렸고, 그로 인해 인공 판막이 못쓰게 되어 인공 판막을 제거하는 개심 수술을 받아야만 했다.

6. 열두 살에는 우심실 유출로 협착에 대한 확장(스텐트) 시술이 필요했다.

7. 대학 입학을 앞둔 열일곱 나이에 다시 기계식 인공 폐동맥 판막 삽입을 위한 개심 수술을 받았다.

그러나 아이는 이처럼 모두 열거하기에도 벅찬 여섯 번의 개심 수술과 한 번의 시술이라는 기나긴 투병 과정을 잘 견뎌주었고, 대학을 무난히 마친 후 대학원에 진학하여 학업에 열중하고 있다.

박수!!!

| Fig 3 |

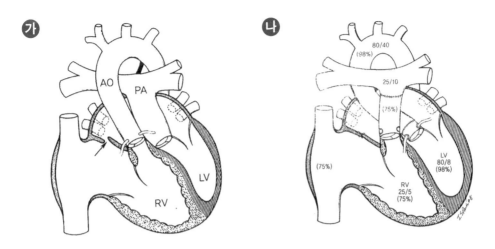

가. 대혈관 전위증, 수술 전
나. 동맥 치환술 후

| Fig 4 |

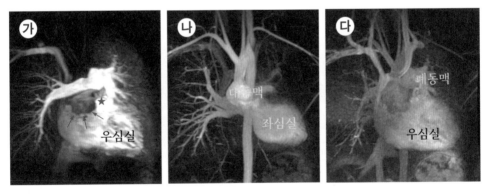

가. 우심실에서 나가는 대동맥(화살표)과 폐동맥(별표)
나. 좌심실에서 나가는 대동맥
다. 우심실에서 나가는 폐동맥

무엇이 문제였나?

심실 중격 결손을 동반한 대혈관 전위 혹은 양대혈관 우심실 기시증의 치료에 있어서 최선의 목표는 좌심실로부터 나오는 혈류를 대동맥으로 직접 가도록 만들어 주는 것이다. 동맥 치환술(Fig.3)이 대표적인 수술 기법이다. 그러나 처음 독일에서 시행한 수술의 방향은, 보존해야 될 폐동맥 판막을 희생시키고, 좌심실에서 심실 중격 결손을 거쳐 대동맥으로 가는 흐름을 만들어 주면서, 인공 폐동맥 판막과 인조 도관을 사용하는 것이었다(라스텔리 술식, Fig.2).

환아의 경우(Fig.4)도 지금이라면 수술은 동맥 치환술과 심실 중격 결손 봉합을 시행하는 것이 당연하다. 그러나 세계적으로 처음 동맥 치환술이 성공한 것은 1975년이었으며, 국내에서는 1986년 에서야 처음 성공했다는 사실을 기억해야 된다. 게다가 이 환자의 심장병 조합과 같이 상황이 복잡해지면, 그 구조를 온전히 이해하고 이를 입체적으로 재구성하여 심장 기능을 최상의 상태로 만들어내는 데에는 더 많은 경험과 오랜 시간이 필요했다. 1999년에 이르러서야 이 환아의 경우와 같은 조합의 병에 대하여 이러한 최선의 목표를 달성할 수 있는 양심실성 수술 성적이 처음 보고되기 시작했다. 동맥 치환술은 숙달되는 데까지 여러 가지 난관들이 있는 수술 기법이기 때문이다. 1998년 무렵, 그곳 치료 팀들은 당시의 지식과 기술 모두에서 최선을 다했던 것이다.

그 때는 맞고, 지금은 아니다.
시절 인연이다.

시절 인연 2 : 서울 하늘 아래에서

그녀는 서른 중반에 고대하던 아기를 제왕절개로 낳아 품에 안았다.

주위의 만류를 무릅쓰고 간절한 마음으로 기다린 보람이다. 주위에서 아기 낳기를 만류한 사연은 이렇다.

그녀는 매우 어려운 선천성 복잡 심기형(심실 중격 결손을 동반한 양대혈관 우심실 기시증, 일명 Taussig-Bing anomaly를 가지고 태어났다(Fig.1). 서울 올림픽의 열기가 뜨거웠던 1988년, 생후 백일 무렵에, S 대학병원에서 개심 수술로 심실 중격 결손 봉합과 '심방 치환술'(세닝 술식)을 받았다(Fig.2).

오랜 병원 생활을 치렀지만, 다행히 큰 탈없이 자라 사춘기를 벗어났다.

그러나 주기적으로 병원을 찾아 심장 초음파 검사를 할 때마다 의료진과 부모님은 걱정을 하는 눈치였다고 한다. 철이 들면서 알게 된 사실은 좌심실과 우심실의 역할이 뒤바뀌었고, 심장 기능이 오래 버티기 어려울지도 모른다는 것이었다.

| Fig 1 |

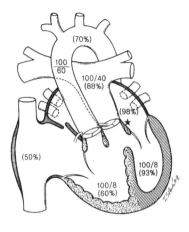

Taussig–Bing anomaly: 양대혈관 우심실 기시증, 심실 중격 결손증

| Fig 2 |

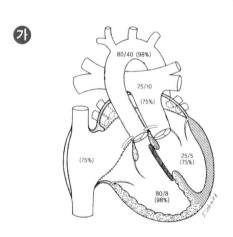
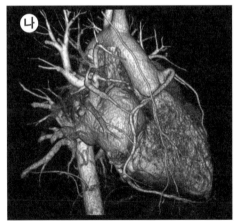

가. 세닝(Senning) 술식
나. 세닝 수술 후 CT 소견

결국 스물 넷에 심장 판막의 기능이 현저히 떨어져 개심 수술을 받았다. 삼첨판막을 인공 조직 판막으로 바꾸는 수술이었다. 그러나 이때에도 외견상으로는 건강해 보였고(키 165 cm, BMI 21 kg/m^2) 스스로도 만족스러울 만큼 아름다웠다.

결혼과 함께 아이를 갖기 원했으나 의료진은 만류하였다. 예비 산모의 건강을 위한다면, 이러한 심장 기능아래에서 임신과 출산이라는 큰 도전은 피해야 한다는 것이었다.

하지만 이 사실을 미리와 마음으로 받아들이는 데에는 많은 시간이 필요했다. 그럼에도 불구하고 아기를 가졌고, 너무나 감사한 결과를 선물로 받은 것이다.

출산 후 2년이 지나 다시 개심 수술을 받았다. 12년 동안 사용했던 인공 조직 판막의 수명이 다해 새로운 인공 판막이 필요했기 때문이다. 심실 기능이 저하된 상태였고 폐동맥 고혈압도 시작되었다고 했다(Fig.3).

이제 두 번째 아기에 대한 도전은 정말 무리라고 했다.

따라서 수명이 긴 기계식 인공 판막을 사용하기로 했다.

재수술 후 심장 기능은 다행히 정상으로 회복되었다.

감사할 따름이다.

| Fig 3 |

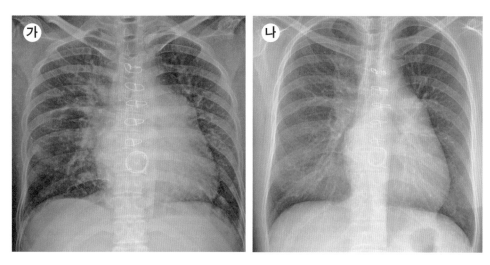

가. 수술 전, 심비대와 심한 폐부종
나. 수술 후, 회복된 심장과 폐

| Fig 4 |

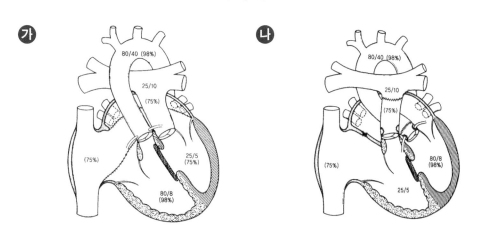

가. 심방 치환술(Senning operation)
  '우심방->우심실->대동맥' 흐름을 '좌심방->우심실->대동맥, 우심방->좌심실->폐동맥'으로 바꿔줌
나. 동맥 치환술(Jatene operation)
  '우심방->우심실->대동맥' 흐름을 '우심방->우심실->폐동맥, 좌심방->좌심실->대동맥'으로 바꿔줌

무엇이 문제였나?

1988년 무렵에 이처럼 어려운 선천성 심장병에 대하여 이렇게 복잡한 수술 방법으로 백일 된 아기를 살린다는 것은 기적적인 것이었다.

하지만 지금이라면 심실 중격 결손 봉합과 동맥 치환술이 답이다(Fig.4). 수술 자체의 어려운 고비만 잘 넘기면 이 환자의 경우에서 보이는 삼첨판막 문제와 뒤바뀐 심실의 기능 저하를 걱정할 필요가 없기 때문이다. 그러나 다시 한번 기억할 것은 우리나라에서 동맥 치환술의 첫 성공은 1986년이라는 사실이다. 게다가 이 환자의 진단과 같은 조합의 구조적 문제는 개념 파악이 잘 안되어 있던 시절이다. 한편 1975년 세계적으로 첫 동맥 치환술Arterial switch operation이 성공한 시점에, 이미 심방 치환술Atrial switch operation은 보편적으로 시행되고 있었고, 서구의 많은 병원에서는 수술 사망률 5% 미만의 안정적인 성적을 보였다Trend. 그런데 사망률이 높은 새로운 수술 기법인 동맥 치환술을 시도해야 하는 데에는 이유가 있었다Evidence. 즉, 심방 치환술 후 시간이 지날수록 좌심실의 기능을 떠안게 된 형태학적 우심실의 기능이 현저히 나빠진다는 것이다. 즉, 좌심실과 우심실은 너무나 다르다는 사실을 깨우치기 시작했기 때문이다.

좌심실과 우심실, 무엇이 다른가?

기능적으로 다르다.

우심실은 폐로 혈류를 보낸다. 우심실에서 폐로 가는 길은 거리가 가까울 뿐 아니라, 저항도 낮다. 기본적으로 폐는 공기 주머니이기 때문이다(평상시 폐동맥 압력: 30/15 mmHg).

좌심실은 머리 끝에서 발 끝까지, 물구나무서기를 한 상태에서도, 물 속에서도, 하늘 높이 올라가 있어도, 혈류를 확실히 보내야 한다. 먼 거리를 가야 하며 말초 혈관으로 갈수록 길은 점점 좁아지고 구불구불해진다. 즉 좌심실이 감당해야 할 저항이 높아진다(평상시 대동맥 압력: 120/80 mmHg).

따라서 양심실은 형태학적으로도 다르게 만들어졌다(Fig.5).

좌심실은 야구에서 홈런 볼을 치듯이, 우심실은 연식 정구에서 볼을 치듯이, 합목적적으로 만들어졌다.

145그램의 야구공을 초속 45미터 스피드로 쳐서 홈런으로 만드는 데 약 184줄Joules이 필요하다고 한다(연식 정구 공은 30그램). 한편 좌심실이 50cc 정도의 혈액을 120 mmHg 압력으로 한번 내보내기 위해서는 약 800줄Joules의 에너지가 필요하다. 어림 셈으로 보아도 좌심실에 부과되는 일은 엄청난 것임을 알 수 있다. 그것도 평생 무려 30~40억 번의 펌프 작용을 해야 한다. 미국 홈런 왕의 평생 홈런 개수는 배리 본즈의 762개이고 일본에서는 왕정치의 868개가 최고로 아직 1000을 넘긴 선수는 존재하지 않는다. 평범한 인간의 좌심실이 얼마나 어마 무시한 일을 해야 하는지 짐작할 수 있겠다. 따라서 좌심실의 구조는 단순한 평퍼짐한 근육의 배열이 아니라, 나선형spiral으로 배열된 근육 덩어리가 용수철처럼 움직이도록(혹은 뱀이 똬리를 틀었다가 튀어 오르듯이) 만들어져 있다(Fig.6). 반면에 우심실은 근육의 양도 적고, 근섬유의 배열도 무질서하며, 잘 늘어날 수 있도록 평퍼짐하게 되어있다.

이처럼 심실의 구조적인 차이가 엄청난 기능적인 차이를 위한 것이라는 사실을, 대혈관 전위라는 병의 수술 결과를 통해 비로서 인간은 짧은 기간 동인 집약적으로 깨닫게 된 것이다.

말하자면 1953년 인공 심폐기를 이용한 개심 수술이 시작된 이후 20여 년만에, 인류 역사상 처음으로 밝혀진 숨겨진 사실이다.

그 동안 우리는 낫 놓고 기역자도 모르고 있었던 것이다.

| Fig 5 |

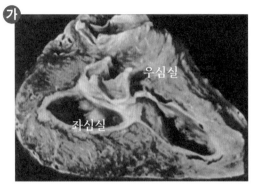

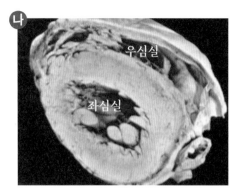

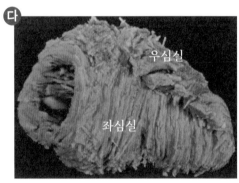

가, 나. 근육질의 좌심실과 연약한 우심실
다. 나선형의 좌심실 근육 배열

| Fig 6 |

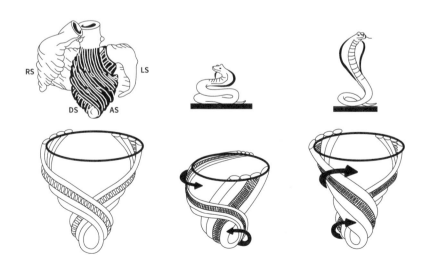

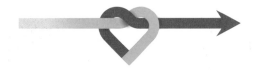

시절 인연 3 : 전화위복

앞선 꼭지들에서 이야기했듯이 대혈관 전위증(Fig.1-가) 환자들의 치료는, 형태학적 좌심실이 기능적으로도 좌심실 기능을 제대로 하도록 만들어주는 것이 이상적이다. 즉, 형태학적 우심실과 연결된(전위된) 대동맥을 형태학적 좌심실에 연결해 주고, 형태학적 좌심실과 연결된(전위된) 폐동맥을 형태학적 우심실에 연결해 주는 '동맥 치환술'을 해주는 것이며 (Fig.1-나), 이렇게 하는 것이 이제는 상식이 되었다.

그러나 이 수술 방법이 자리 잡기 전까지는 좌심방과 우심방의 역할을 바꿔 주는 '심방 치환술'이 대세였다(Fig.1-다).

우심방-좌심실-폐동맥의 흐름/좌심방-우심실-대동맥의 흐름을 유지하므로 어찌 보면 정상적인 순환을 만들어 주는 듯하나 그 결과는 구조적 우심실의 기능 저하로부터 시작하여 전체 심장 기능의 저하와 환자의 사망으로 이어지는 것이었다.

이미 '심방 치환술'을 받고 고생하던 환자들 중에 성공적으로 '동맥 치환술'로 다시 수술 받았던 경우들이 있어 살펴보기로 한다.

| Fig 1 |

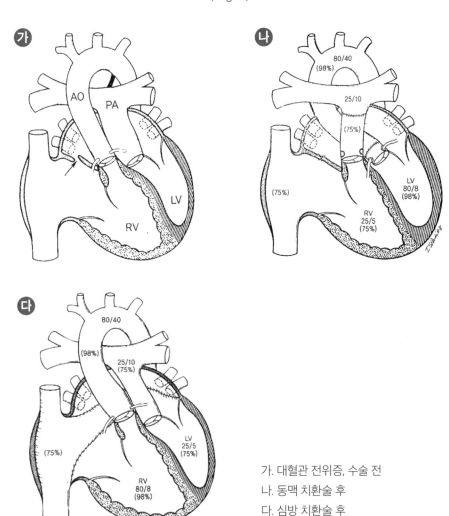

가. 대혈관 전위증, 수술 전
나. 동맥 치환술 후
다. 심방 치환술 후

증례 1

환아는 대혈관 전위와 심실 중격 결손이라는 진단을 받고 생후 8개월에 '심방 치환술'Senning operation과 심실 중격 결손 봉합술을 받았다(Fig. 2). 수술 후 저심박출 증으로 오랜 병원 생활을 하였다. 이후에도 성장 부진과 심부전 증세로 고생하던 중 필자를 만나게 되었다.

생후 15개월이 되어 찾아온 아기의 체중은 6.5 kg(3 퍼센타일)에 불과했고 숨쉬기조차도 힘들어 했다. 신장 초음파 검사 결과 봉합했던 심실 중격 결손 부위가 다시 개통되어 있었고 심한 우심실 기능 저하와 심한 삼첨판막 역류를 보였다. 이때 측정된 심도자 검사 자료에서 우심실 압력(수축기/이완기) 85/12 mmHg, 좌심실 압력 75/12 mmHg, 대동맥 압력 93/48 mmHg, 폐동맥 압력 75/20 mmHg 등을 보였다.

즉 폐동맥 고혈압이 심하였고, 그로 인해 형태학적 좌심실 압력도 높은 상태였다. 좌심실이 열심히 근육 만들기를 한 꼴이었다.

보통 '심방 치환술' 후구조적 기능적 좌심실 기능 부전이 오면 '폐동맥 밴딩'이라는 수술을 하여 형태학적 좌심실의 근육 만들기를 한 후에 '동맥 치환술' 여부를 판단하게 된다. 그런데 이 환아의 경우는 처음 수술 후 7개월 동안 의도하지 않은 근육 만들기를 한 셈이었다.

따라서 이 시점에서 직접 '동맥 치환술'을 해주어도 좌심실 본연의 기능을 잘할 수 있을 것으로 판단되었다.

즉각 수술이 시행되었다.

처음 수술 시 만들어 놓았던 심방 치환 부위를 원상 복구하고, 심실 중격 결손을 다시 잘 봉합한 뒤, '동맥 치환술'로 깔끔하게 마무리해 주었다. 수술 후 3일 만에 인공 호흡기를 제거할 수 있었으며 식욕을 되찾은 아기는 빠르게 체중을 늘려갔다. 이후 양쪽 심실 기능은 순조롭게 회복하였으며 심하던 삼첨판막 역류도 사라졌다. (Fig. 3)

해피 엔딩!

전화 위복!!

| Fig 2 |

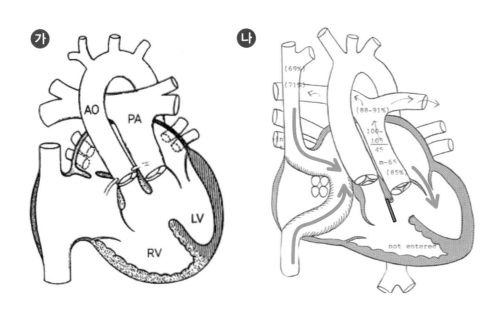

가. 심실 중격 결손을 동반한 대혈관 전위, 수술 전.
나. 심실 중격 결손 봉합 및 심방 치환 수술 후
(봉합 부위가 크게 벌어져 있음, 붉은 색 패취)

| Fig 3 |

심방교체수술을 시행한 대혈관
전위증환자에서의 동맥전환술
-1례 보고-

조 유 원* · 서 동 만*

Conversion Arterial Switch Operation for Failed
Senning Procedure in TGA with VSD
-One Case Report-

You Won Cho, M.D.*, Dong Man Seo, M.D.*

This is a report of successful conversion arterial switch operation for failed Senning procedure in transposition of the great arteries(TGA) with ventricular septal defect(VSD). A 15 month-male patient was admitted due to intractable congestive heart failure after Senning operation was done at the age of 8 months. Angiography revealed marked dysfunction of the morphologic right ventricle with tricuspid regurgitation and residual VSD. The pulmonary ventricle/systemic ventricle pressure ratio of 75/85 at catheter study enabled us to do the take down of Senning repair, patch closure of VSD and arterial switch without pulmonary artery banding. After the operation, the baby showed good growth with normal ventricular function.

(Korean J Thorac Cardiovasc Surg 1996 ; 29 : 86-9)

증례 2

1983년생인 환아는 출생 후 4개월이 되어 대혈관 전위와 심실 중격 결손으로 진단받았으나 치료를 받지 못하고 있었다고 했다. 청색증이 심해진 (말단 산소 포화도 78%) 6세 때 시행한 검사에서 대동맥 압력(110/70 mmHg), 폐동맥 압력(95/55 mmHg), 높은 폐혈관 저항 계수(13.8 Wood Units, WU)등의 결과를 보였다. 일반적으로 폐혈관 저항 계수가 10~12 WU을 넘으면 폐동맥에 비가역적 변화가 온 것으로 여긴다. 따라서 이미 완전 교정 수술은 불가한 상태로 판단되어 심실 중격 결손은 남겨둔 채로, 산소 포화도를 조금 올려 주기 위해 '고식적 심방 치환술'을 받았다(Fig. 4). 또한 18세에는 부정맥으로 인해 인공 심박동기를 삽입 받았다.

이후 추가적인 치료 없이 지내다가 20세 무렵 혈담과 호흡 곤란이 발생하여 병원을 다시 찾게 되었다. 이때부터 1년 동안 그 무렵 새롭게 사용이 가능해진 폐동맥 고혈압을 낮춰주는 약제(프로스타사이클린)를 복용한 후 심도자 검사를 다시 받았다. 이때 동맥혈 산소포화도 93%, 대동맥 압력(128/67 mmHg), 폐동맥 압력(117/44 mmHg), 폐혈관 저항 계수(16.3 WU)등의 결과를 보였다. 이상의 결과를 가지고 필자와는 처음 만나게 되었다.

그러나 결과지를 살펴보니 고무적인 변화가 있었다. 산소를 투여하면서 측정한 폐혈관 저항 계수(11.1 WU)가 아직도 높지만 16.3 WU에서 11.1 WU로 감소하였고, 폐혈류 량이 유의미한 증가를 보였으며, 동맥혈 산소 포화도가 93%에서 99%로 증가한 것이다. 즉, 약제에 반응하여 폐동맥의 탄력성이 좋아져 폐동맥 고혈압이 가역적 상태로 변한 것으로 판단되었다.

그렇다면 심실 중격 결손을 봉합해도 견딜 수 있을 것이다. 게다가 구조적 좌심실이 20년 넘도록 높은 폐동맥 압력에 노출됨으로써 의도하지 않았던 좌심실의 근육 만들기를 훌륭하게 한 것이다. 따라서 '동맥 치환술'도 함께 해주는 것이 바람직하다고 의견을 모았다.

즉시 계획한 수술이 시행되었다.

심장 주위로 유착이 심해 수술은 오래 걸렸다. 그러나 심방 치환 부위를 원상 복구하고, 심실 중격 결손을 다시 잘 봉합하고, 폐동맥 성형을 위해 인조 혈관을 일부 사용하여 '동맥 치환술'을 무사히 마무리해 주었다. 인공 심폐기 가동 시간 516분, 심정지 시간 215분을 포함하여 총 수술 시간이 무려 12시간 가까이 필요했던 길고 긴 수술이었다. 다행히 회복은 순조로워 수술 후 15시간 만에 인공 호흡기를 제거할 수 있었다. 그러나 수술 후 3일째, 중등도 폐동맥 고혈압은 남아 있어서(대동맥 압력 120/80 mmHg, 폐동맥 압력 68/45 mmHg), 수술 전 사용했던 프로스타사이클린 약제를 다시 복용하면서 중환자실을 벗어날 수 있었다.

주위 사람들의 놀라움과 부러움 속에 10일째 되던 날 퇴원하였다.

이후 시간이 지나면서 모든 약제로부터도 벗어날 수 있었다.(Fig. 5)

또 하나의 기적 같은 **전화위복**이었다.

환자 자신과 부모님의 20년을 넘긴 고생, 그리고 의료진의 집념이 함께 하여 성공적인 결과를 얻게 된 너무나도 감사한 일이었다.

| Fig 4 |

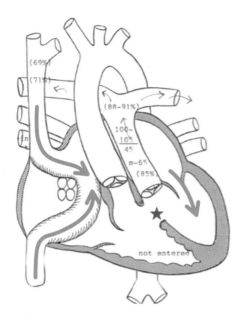

고식적 심방 치환술(파란색 화살표)
남겨진 심실 중격 결손(별표)

| Fig 5 |

대흉외지 2006;39:140-144

□ 증례보고 □

고식적 심방 전환술 후 시행한 전환 대혈관 치환술

김준범* · 박정준* · 정성호* · 박인숙** · 서동만*

Successful Conversion Arterial Switch Operation after Palliative Senning Operation

Joon Bum Kim M.D.*, Jeong-Jun Park, M.D.*, Sung Ho Chung, M.D.*
In Sook Park, M.D.**, Dong Man Seo, M.D.*

Six year-old female having TGA, VSD with severe PHT which was considered inoperable for anatomical correction, received palliative Senning procedure. During follow-up, she was given prostacyclin and at the age of 21, she received Senning takedown, arterial switch and VSD closure after a reevaluation of the hemodynamic status. Significant reduction in PHT was found and she is doing well without complication 3 months after the operation.

(Korean J Thorac Cardiovasc Surg 2006;39:140-144)

Open heart surgeries resume

Paidamoyo Chipunza
Senior Health Reporter

PARIRENYATWA Group of Hospitals has lined up 17 children with heart deformities to undergo free corrective surgeries this week, following resuscitation of open heart surgeries which had been stopped in 2003.

The operations, which begin today, are being conducted by a group of 10 South Korean health experts from Konkuk University of Seoul in conjunction with Zimbabwean doctors.

Speaking during a luncheon held for the visiting surgeons in Harare yesterday, Health and Child Care Minister Dr David Parirenyatwa described the development as a new beginning for the country that will not only benefit locals, but the whole region.

"It is a new beginning for Zimbabwe," he said. "It is something that Zimbabwe has always desired to do so that a lot of our children who are sent to India, who are sent to China, who are sent outside the country are managed here."

Dr Parirenyatwa said if Zimbabwe managed to establish a centre for open heart surgery at Parirenyatwa, children born with heart defects will be able to get an opportunity to have them corrected locally.

"It will also mean that the region will be attracted to coming here as it will be a form of medical tourism, which is a positive development for us," said Dr Parirenyatwa.

He said while Government was striving to develop rural health care centres, referral centres should not be forgotten.

Dr Parirenyatwa said as the country's health system begins to pick up in relation to both infrastructure and human resources, it also needed support from everyone.

"What this means is that our system is picking up nicely and as you know we have the experts here in Zimbabwe, what we just need is the skill. So, these Koreans will help us prop up the skills that are here and we hope it will also attract Zimbabweans in the Diaspora," he said.

Dr Parirenyatwa said he was certain that the scheduled heart operations will all be successful. Cardiothoracic surgeon Dr David Chimuka, who facilitated resuscitation of the open heart surgeries in Zimbabwe, said up to 150 people will undergo surgery this year from a waiting list that includes over 400 children and adults.

He said an additional 50 adults were expected to undergo the same operation before the end of this year.

The last heart surgery in Zimbabwe took place in 2003 before the health care system was affected by economic problems due to sanctions imposed by Western countries which were not happy with the land reform programme.

"We were hoping to start our first case this afternoon (yesterday), but I am hearing that one of the boxes with their (South Koreans) equipment is being held by customs," said Dr Chimuka.

He said the 17 scheduled operations were drawn from all provinces, with the first case being from Matabeleland. South Korean ambassador Mr Yong-kyu Kwon hailed the partnership between his country and Zimbabwe, saying it will further strengthen the bilateral relations between the two countries.

Resumption of heart surgery progressive

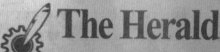

The Herald

Established 1891

THE resumption of heart surgery at Parirenyatwa Group of Hospitals is good news for the majority of people who cannot afford the high costs of getting medical services outside the country.

Only a few people have been able to come up with the over $30 000 needed for one to access theatre services in South Africa or India.

Some patients have had to resort to seeking donations from individuals and organisations. Sadly, when the patient does not make it after travelling out of the country for the procedures, the family is left with a huge bill for repatriating the body, thus adding to their financial and emotional trauma.

A cardiologist has said that locally the procedures are expected to cost between $4 000 and $6 000.

While this is still high for many Zimbabweans, with local institutions there are chances of discussing terms. The country as a whole stands to benefit as we retain the thousands of dollars that are being exported in payments for medical services outside.

South Africa has established itself as a world class heart surgery country and there is no reason for Zimbabwe to lag behind, bearing in mind that the country was carrying out this same procedure as far back as from 1995 to 2003.

The health sector has demonstrated that with solution-based thinking, there is nothing impossible.

Last year, they set another milestone with the successful separation of Siamese twins at Harare Central Hospital. In addition, Chitungwiza Central Hospital is set to start kidney transplants. Public hospitals have continued to offer critical services under the most trying circumstances.

Seven patients with different heart problems have so far been operated on at Parirenyatwa Hospital following the official resumption of open heart surgery in Zimbabwe last Thursday.

The reports so far show that all the patients are stable after the critical 24 hour period following surgery. This gives hope that from here forward it is a case of consolidating the unit's operations.

The alleged shortage of medicines should be viewed as no more than a glitch caused by teething problems. We hope that the ministry will swiftly address the shortage to enable them to meet the targeted 150 operations for the year.

With the movement of world development focus from millennium development goals (MDGs) to sustainable development goals (SDGs), we are confident that the local public health sector will continue to grow.

In the review of MDGs one point of note is that they tended to focus on specific areas instead of a more holistic approach.

This was especially pronounced in the h sector as funding was directed towards e nally set goals and predetermined points as immunisation, maternal health, ma tuberculosis and HIV.

With a holistic approach resources w more efficiently distributed to cater for a needs of the population.

That way the country can deal with increase in non-pandemic diseases, the to which heart problems are classified in a tion to grappling with the HIV pandemic w is far from being over.

Along with the rest of the country, we the health services constituency will join bandwagon against corruption.

Currently two of the country's major pitals are embroiled in scandals.

The Premier Service Medical Aid Soc saga continues among other issues.

If all resources are directed towards vice delivery and the procurement of dr and equipment, there is no reason why Z babwe should not have medical facili that are adequate to meet the needs of citizens.

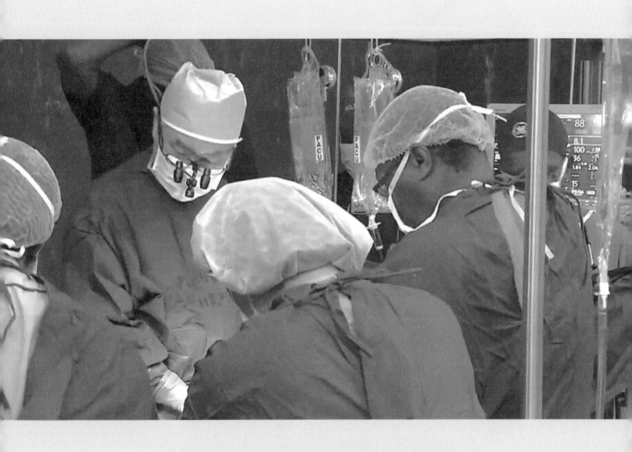

2016년 2월 9일-19일. 짐바브웨 하라레 대학병원.
짐바브웨에서 12년 만에 개심 수술 재개.
(전진경, 강동원 선교사 내외에게 감사)

불공

"우리 OO 잘 있나요?"

아이가 병원에 오는 날엔 어김없이 스님의 전화 연락이 환자보다 먼저 온다.
아이는 단순해 보이지만(?) 매우 복잡한 선천성 심장병을 가지고 태어났다.
수정 대혈관 전위증(Fig.1)이라는.

아이 부모는 불심이 깊었고, 스님은 마침 필자의 병원에 법당을 열어
환자들을 위해 위로와 발원을 이어주고 계셨다. 젊은 부부의 이러한 딱한
소식을 접한 스님은 필자에게 직접 찾아오셨다.

그렇게 스님과는 친해졌다.

아이는 생후 6개월에 처음 병원을 찾아왔다. 시간이 조금 늦었다. 그러나
겉으로 보기에는 아무런 증상이 없다. 심장 내부에 구멍이 났거나, 어디가
좁아졌거나, 판막의 기능에 이상이 있거나 하는 등의, 심장병 아이들이

| Fig 1 |

가

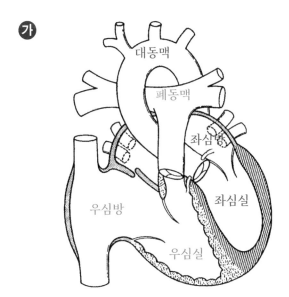

대동맥

페동맥

좌심방

우심방

좌심실

우심실

나

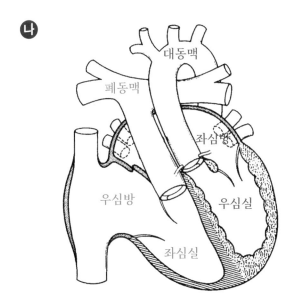

대동맥

페동맥

좌심방

우심방

우심실

좌심실

가. 정상 심장

나. 수정 대혈관

가지는 가장 흔한 문제들이 전혀 없었기 때문이다. 단지 좌/우 심실의 모양과 기능이 불일치하다는 것이 문제다(전편 참조). 증상이 없었기 때문에 병원에 늦게 오게 된 것이다.

이 병은 좌심실과 우심실의 기능이 바뀌었을 뿐 체순환과 폐순환이라는 '혈류의 흐름'이라는 관점에서는 정상적이다. 환아가 커가면서 여러 증상이 생길 수 있지만, 무엇보다도 좌심실 역할을 맡은 형태학적 우심실의 기능이 나빠지게 되어, 전체적인 심장기능 부전에 이르게 된다. 따라서, 수술로 좌/우 심실의 모양과 기능이 일치하도록 만들어주어야 한다(심방 치환술과 동맥 치환술을 동시에).

출생 후 한달 이내에 왔다면 곧바로 본 수술을 할 수 있었겠으나 이 시점에 이대로 수술을 하면 형태학적 좌심실이 제 기능을 감당할 수 없다(Fig.2-가).

우선 형태학적 좌심실 근육을 늘려 주어야 한다. 보디 빌더가 근육을 만들어 가듯이.

5주 동안의 근육 만들기에 들어갔다. 세 차례에 걸쳐 '폐동맥 밴딩'이라는 준비 수술을 한 것이다(Fig.2-나). 준비 수술이라지만 아이 부모에게는 매번 너무도 큰 수술로 느껴졌을 것이다.

드디어 생후 8개월 열흘 만에 본 수술이 진행되었다.

큰 수술이었다. 심방 치환술이나 동맥 치환술 하나 하나가 큰 수술인데 이 두 가지를 한꺼번에 해야 한다. 인공 심폐기 가동 시간만 400분이나 걸렸다(남자 테니스 결승 경기 5세트에 걸리는 시간보다 길 것이다). 그러나 아이는 잘 견뎌주었고 열흘 만에 무사히 퇴원할 수 있었다(Fig.3).

| Fig 2|

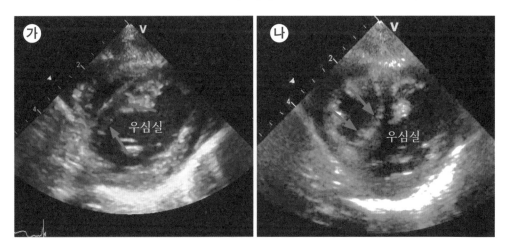

가. 폐동맥 밴딩 수술 전, 심실 중격이 왼쪽으로 밀림(화살표)

나. 폐동맥 밴딩 수술 후, 심실 중격이 오른쪽으로 밀림(화살표)

| Fig 3|

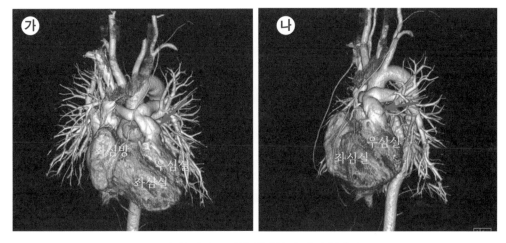

수술 후 심장CT: 폐동맥(화살표), 대동맥(별표)

수술 후 8개월이 지나 한차례 더 수술이 필요했다. 또한 초등학교 입학 전에 이 병의 자연 경과 중에 흔히 발생하는 부정맥에 대한 인공 심박동기를 삽입해야 했다(Fig.4).

그러나 이제 중학생이 되는 아이의 좌심실은 홈런 볼을, 우심실은 유연하게 연식 정구 공을 쳐내듯이 멋지고 조화롭게 열심히 뛰고 있다.

코로나가 한창일 때 스님께서 전화하셨다.

"우리 OO 캐나다로 어학 연수가면 안됩니까?"

"ㅎㅎㅎ"

| Fig 4|

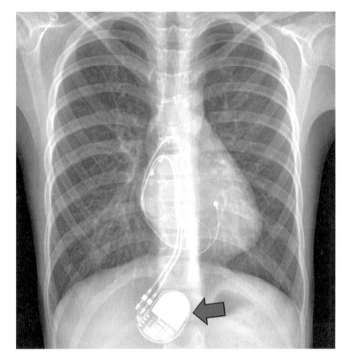

인공 심박동기(화살표)

수정 대혈관 전위증이란?

전편에서 언급했듯이 좌/우 심실은 기능적으로나 구조적으로 다르다. 우심실은 폐로 혈류를 보내며(폐순환) 평상시 폐동맥의 압력(30/15 mmHg) 정도를 감당하면 된다.

그러나 좌심실은 머리 끝에서 발 끝까지 높은 저항의 대동맥 압력(120/80 mmHg)을 거슬러 전신으로 혈류를 보내야하므로(체순환) 큰 에너지를 만들어낼 수 있어야 한다.

따라서 좌심실은 마치 야구에서 홈런 볼을 치듯이, 우심실은 연식 정구에서 볼을 치듯이 합목적적으로 만들어졌다.

즉, 좌심실의 구조는 단순히 펑퍼짐한 것이 아니라, 나선형spiral으로 배열된 근육 덩어리가 용수철처럼 움직이도록 만들어져 있다(혹은 뱀이 똬리를 틀었다가 튀어오르듯이). 반면에 우심실은 근육의 양도 적고, 근섬유의 배열도 무질서하며, 잘 늘어날 수 있도록 되어있다.

그런데 '수정 대혈관 전위증' 환자의 경우 심장의 발생 과정에서 두 심실의 위치가 바뀌면서 대동맥과 폐동맥도 함께 위치가 바뀌어 두 심실의 역할도 뒤바뀐 것이다.

숨을 쉬지 않는 태아 시기나 출생 직후에는 두 심실이 감당해야 하는 저항(압력)이 거의 같다. 따라서 형태학적 우심실의 근육량도 상당하다. 그러나 출생 후 아기가 자발적으로 호흡을 하게 되면서부터 우심실이 감당해야 되는 일이 현저히 적어지기 때문에, 근육량에서 점차 좌/우 심실의 차이가 생기는 것이다. 이러한 차이가 커지기 전에, 수술로 두 심실의 역할이 제대로 되도록 고쳐주는 것이 이상적이다. 만약 이 환아의 경우처럼 그 시기를 놓치면 준비 훈련을 거쳐 수술을 하게 되는 것이다.

설명조차도 쉽지 않다.

게다가 모든 환자에서 이러한 훈련이 만족스러운 결과를 낳지도 않는다. 근육 만들기에 성공하지 못하면, 시간 경과에 따라 여러 증상이 나타나게 된다. 더욱이 본 수술은 긴 시간이 필요하며 그 성공 여부도 장담하기 어렵다.

이러한 설명들을 들으면서 매번 수술 동의서에 서명을 해야 하는 아이 부모들의 심정은 어떻겠는가?

스님의 불공이 필요했던 것이리라.

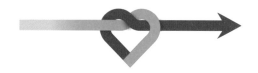

편지

저희에게 기적을 주셨어요. (OO맘)

임신 중 정밀 초음파 검사를 받다가 대학병원으로 가서 다시 검사를 하란 말을 듣고, 불안불안한 맘으로 심초음파 검사를 받았는데, 듣기도 생소한 '수정 대혈관 전위'라는 병명을 들었습니다.

그래도 당장 수술은 필요 없다 하고 평생 안 할 수도 있다는 희망적인 말을 듣고, '아~ 천만 다행이다' 하고 지내고 있었으나 그것도 잠시였지요.

2014년 14개월째 삼첨 판막이 새는 양도 늘었고, 심실벽을 트레이닝 시키기 위한 혈관 밴딩 수술을 해야 한다더라구요.

아직 너무 애긴데 개흉 수술을 해야 된다니요. 지금 생각해도 그땐 정신이 없어 기억도 가물가물 합니다.

다행히 수술은 잘 되었고 경과를 보다가, 2014년 5월 경부터 약물 처방과 더불어 2~3개월에 한 번씩 초음파 검사를 받았습니다.

교수님께서 OO는 최종적으로 '이중 치환술'을 받아야 한다더군요.

'그건 또 뭐지?' 하면서 알아보던 중 우리 나라에 할 수 있는 분도 몇 없을 뿐더러 너무나 큰 수술이라 덜컥 겁이 났지요.

그때부터 누가 제일 잘 하실까 하면서 찾게 되면서도 그래도 지금 교수님도 명의로 소문 나신 분인데 싶어 믿고 다니다 2015년 가을부터 애기가 눈에 띄게 숨이 가빠지면서 조금만 뛰어도 힘들어 하는 모습에 덜컥 겁이 났지요.

하지만 병원에선 특별한 설명이 없다가 2016년 초에 OO의 좌심실 벽이 너무 안 좋아졌다면서 밴딩을 풀자고 하시더군요.

갑자기 거기선 못하겠다 싶더라구요.

그래서 그 전에 알아본 서동만 교수님께 예약을 잡고 무조건 올라왔어요.

초음파 결과는 정말 겁이 날 지경이었습니다.

좌심실의 기능이 거의 상실된 상태…

지금 밴딩을 풀어도 그 기능이 되돌아올 가능성은 희박한 상태였지요.

말씀 중 작년부터 안 좋아진 게 눈에 보여 밴딩 푸는 수술을 했어야 한다는 것이었습니다.

그때부터 저희 부부는 아이한테 죄를 지은 기분이었습니다. 엄마 아빠가 무지해서 아이가 이렇게까지 힘든 줄 모르고 안이하게만 있었으니깐요.

한편으로 은연 중에 '이중 치환술'의 위험 때문에 차일피일 미루고 있었을 런지도 모릅니다.

서교수님께서 감사하게도 최대한 빨리 해야 한다면서 쉬려고 비워두신 날짜에 바로 수술 스케줄을 넣어 주셨어요.
그렇게 2016년 3월2일 OO의 두 번째 수술을 하게 되었습니다.
심장의 무리를 최대한 줄이고자 며칠씩 재우면서 중환자실에 누워있는 아이를 보니 눈물만 났지요.

그래도 고맙게도 OO는 강단 있게 그 시간을 잘 보내 주었고,
퇴원 후 한 달 뒤부터는 눈에 띄게 달라졌지요.
그 전에 조금만 빨리 걸어도 쌕쌕거리던 아이가 먹는 양도 늘고 움직임도 늘더니 뛰어다니기 시작하더군요.
집안 사람들뿐만 아니라 주위 사람들까지도 OO가 뛰노는 모습에 다들 깜짝 놀랐구요.

하지만 더 놀랄 일은 올해 5월이었지요.
교수님께서 초음파 검사 판독을 하시면서 6월에 다시 오라고…
"수술 여부를 결정합시다." 하시는 거예요.
OO의 좌심실 기능이 너무 좋아졌다면서 '이중 치환술'을 하자는 거였지요.

갑작스럽게 세번째 수술 날짜가 잡혔지요.

7월 11일...

2~3주 입원 기간을 예상하라 하셨지만, 워낙 큰 수술이라 저흰 1~2달도 예상하고 있었지요.

제 생애 이렇게 떨어본 적이 있나 싶게, 수술 7~8시간을 대기실에서 모든 신께 기도만 드렸어요.

교수님과 의료진들을 믿지만 워낙 최악을 들었던지라 얼마나 겁이 났었던지요.

감사하게도 수술도 잘 되었고, 우리 OO도 잘 견뎌줘 2-3일만에 중환자실에서 나왔고, 금요일을 회진을 하시면서 '담주 월욜 퇴원합시다." 하시는 거예요.

이 모든게 저희한테는 기적입니다.

정말 감사합니다. 감사합니다. 감사합니다...

이런 말밖에 드릴 말이 없네요.

지금 한 달째...

뼈가 아물려면 만 2달 정도 걸린다는데, 혹시나 부딪칠까봐 유치원은 잠시 쉬는 상태구요.

하지만 이 더운날 에너지가 넘쳐나는지 뛰어다니느라 바쁜 아들냄입니다.

제가 글재주가 없어 글을 올리는 일이 없는 저이지만,

저희와 같은 환우 가족들께 조금이나마 힘이 될 수 있게 글을 올립니다.

무엇이 문제였나?

이 환아 증례는 바로 앞 꼭지의 경우와 일치하는 점들이 많다.

즉, 심실 중격 결손이 없는 수정 대혈관 전위라는 진단에, 초기 증상이 없었고, 판막의 역류가 시작되는 시점에 좌심실 근육을 늘리는 예비 수술로 폐동맥 밴딩을 시행한 것 등이다.

그러나 첫 수술 후 검사한 결과들을 종합해 보면 어느정도 세기로, 얼마 동안이니 폐동맥 밴딩 상태를 이끌어 갈 것인 지에 대한 판단이 문제였던 것 같다. 그리하여 좌심실 기능이 급격히 나빠지는 상태에 빠지게 되었다. 다행히 보호자 분들의 정성과 병에 대한 이해도가 높아 타이밍을 놓치지 않고 좋은 결과를 얻을 수 있었다. 그렇지 않았다면 심장 전체의 기능을 잃고 최악의 상태를 맞았을 것이다.

필자를 방문하여 폐동맥 밴딩을 적절히 조절해 주고 4개월 만에 구조적 좌심실의 기능이 본연의 기능을 감당할 정도로 회복되었기에 '이중 치환술(심방 치환술 & 동맥 치환술)'을 성공적으로 받게 된 것이다.

아이는 한차례 더 폐동맥 협착에 대한 개심 수술을 받았고 씩씩하게 자라고 있다.

이제 그 어떤 독재자라도 두려워한다는 중2다.

브라보!

제2장 3-6편에서 살펴보았듯이 '수정 대혈관 전위증'이나 '대혈관 전위증'에서 구조적 좌심실을 기능적 좌심실에 적합하도록 훈련해 나가는 것은 단순한 계산에 의해 이루어지지 않는다. 기초적인 사실과 합리적 추리, 그리고 인내를 필요로 하는 소위 히포크라테스가 말하는 예술을 수행하는 것에 가까운 것이라 생각한다.

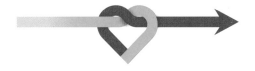

유혹

증례 1

30년 만의 만남이다. 그 당시(1989년) 백일 된 아기는 인공 호흡기에 의존하고 있었다. 아기는 매우 어려운 선천성 심장병을 가지고 태어났다.

"수정 대혈관 전위 혹은 심방/심실 불일치와 양대혈관 우심실 기시, 심실 중격 결손, 대동맥 축착 및 발육 부전."

이러한 병의 조합에 대한 이해가 잘 안되었던 시절이었다.

또한 수술에 있어서도 대동맥 축착을 한꺼번에 수술해야 하는지 혹은 두 번에 나누어서 해야 하는지, 심실 중격 결손을 어떻게 막아야 하는지, 대혈관 전위 문제를 어떻게 해결해야 되는 것인지 등의 답이 정해지지 않은 여러 가지 어려움이 겹친 환아였다.

(국내 첫 동맥 치환술 성공이 1986년이었고, 필자의 첫 동맥 치환술 성공이 1988년이었다. 또한 심실 중격 결손을 동반한 대동맥 축착증에 대하여서도

한꺼번에 완전 교정 수술을 시행한 성적이 필자에 의해 국내 최초로 막 보고된 상태였다.)

대동맥 축착을 넓혀주고 심실 중격을 봉합하는 수술을 한번에 해결하기로 했다. 대동맥 축착은 인공 조직을 사용하였고 심실 중격 결손은 수정 대혈관 전위 상태가 되도록 봉합하였다. 즉, 우심실이 기능적 좌심실 역할을 하도록 만들어 주었다.

(지금이라면 심실 중격 결손 봉합의 방법을 다르게 하면서 심방 치환술로 문제를 해결했거나, 혹은 심방 치환술과 동맥 치환술을 동시에 하거나 했을 것이다.)

수술은 어려웠고 회복은 더디었다. 기관절개까지 하고 중환자실에서 100일 동안의 폭풍 속과 같은 시간을 보냈다. 너무나 다행히 아기는 좋아져 퇴원할 수 있었다. 기적 같았다.

반갑게도 그 아기가 이제 서른이 넘어 당당한 모습으로(174 cm, BMI 24 kg/m²) 나타난 것이다. 소위 스카이 대학 중 하나에서 경영학을 공부했고, 조기 축구 선수도 하면서, 문무 겸비(?) 즐겁게 살아가고 있다고 했다.

그런데 최근 다니던 병원에서 다시 수술을 하자는 이야기를 듣고 찾아온 것이다.

대동맥 혈류의 흐름이나 심실 내 잔존 단락의 유무 등에서는 문제가 없으나, 좌/우심실의 위치가 뒤바뀌어 심장 기능이 저하되었으니, 형태학적 좌심실을 훈련시켜 심방 치환술과 동맥 치환술을 하자는 것이다.

가져온 자료들을 살펴봤다(Table 1).

| Table 1 | 우심실 수축 기능 (RV EF)

	심장초음파 (A병원)	심장MRI (A병원)	심장초음파 (B병원)
2014	43%		
2015	43%		
2016		38%	
2017	40%		
2019			44%
2022			43%

    2010년경부터 A병원에서는 네 명의 심장 전문의가 쭉 환자를 추적 관찰하고 있었다. 2016년에 새로운 심장 영상 도구MRI를 도입하여 쓰기 시작하면서, 우심실 수축 기능에 대한 판정이 약간 낮은 수치를 보였고, 이어서 시행한 2017년 심장 초음파 검사에서도 기왕의 검사 수치보다 낮은 (그것이 의미 있는 차이인지?) 결과를 보이자 수술을 권유한 것이다. 그러나 환자 본인은 30여 년 동안 별다른 증상을 느끼지 못하고 지냈다고 했다. 2019년 B병원에서 심장 초음파 검사를 시행한 결과 2014년 결과와 큰 차이를 찾을 수 없었다. 일 년의 여유를 두고 지켜보니 증상과 검사 결과에서 10년 전과 비교하여 별반 다르지 않다고 판단되었다.

    이 시점에서 수술은 불필요하다.

    다만 매일 하던 조기 축구는 횟수를 줄이기로 했다.

검사 자료의 신빙성

어떤 검사를 받든지, 검사 결과는 검사자가 달라지거나inter-observer variability, 동일한 검사자가 수행하더라도 반복 시intra-observer variability 차이를 보일 수 있다. 검사 방법이 달라지면 물론 다른 결과를 나타낼 수 있다. 이 경우도 새로운 검사 방법에 의한 결과를 기존의 방법과 비교 평가하는 과정에서 문제가 있었던 듯했다. 급성기 질병이 아니면 장기간에 걸친 여러 자료를 공유하고 관련자들이 모여서 토론하여 결론에 이르는 과정이 중요하다.

숲과 나무를 동시에 볼 수 있어야 한다.

증례 2

다른 증례를 하나 더 보기로 한다.

20세 남자 환자가 수정 대혈관 전위증을 가지고 있었으며, 형태학적 삼첨판막에 중증도의 폐쇄부전이 발생하여 전원되었다(Fig. 1-가). 건장한 근육질의 청년으로(182 cm, 95~100 kg, BMI 28.7~30.2 kg/m^2), 이른 나이에 초기 고혈압, 당뇨병, 고지혈증 등을 함께 가지고 있었다.

형태학적 좌심실을 단련시키기 위해 폐동맥 밴딩을 시행하였다. 이후 삼첨판막 폐쇄부전은 차차 호전되었으나(Fig. 1-나), 형태학적 좌심실은 6년째 근육 만들기에 무반응이다. 즉, 이미 이 정도로 건장한 신체와 높은 혈압까지도 이 환자의 형태학적 우심실은 매우 잘 대처하고 있는 것이다.

아직 우리가 이 병의 모든 것을 파악한 것이 아닐 것이다. 그렇다고 꼭 빅 데이터가 필요한 것도 아니다. 빅(?) 데이터를 만들어 내기도 어렵다. 드물게 보는 병이기 때문이다. 따라서 환자 하나 하나의 사례가 소중하며, 관심을 가지고 지켜볼 필요가 있다.

| Fig 1 |

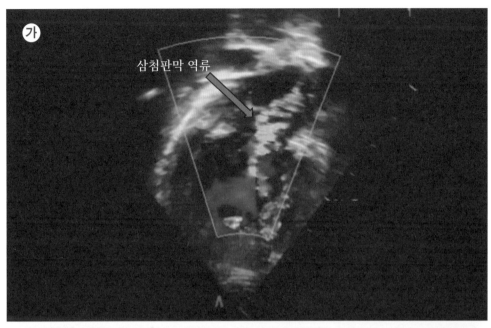

가

삼첨판막 역류

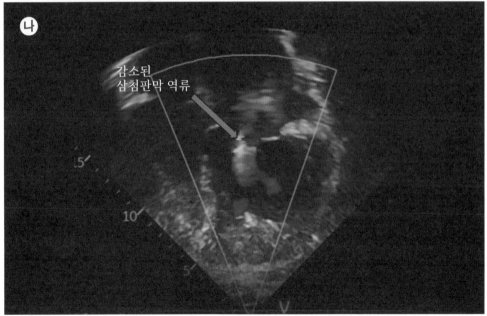

나

감소된
삼첨판막 역류

그런데 이상하지 않은가?

필자는 좌/우 심실은 구조와 기능이 일치해야 됨을 매우 강조했는데, 이번 증례의 경우 심실이 불일치함에도 불구하고 어떻게 몸과 마음이 기능적으로 양호한 상태를 유지하며 서른이 넘도록 살아왔다는 것인가?

좌심실과 우심실은 태어날 때부터 DNA 상 각인되어 다르게 만들어졌고, 발생 과정 중에 마치 큐빅 게임처럼 여러 가지 조합을 맞춰 나가야 최종적으로 정상적인 모양의 심장을 갖게 되는 것이다. 그런데 그 과정 중에서 심방과 심실의 연결, 심실과 대혈관의 연결에 오류가 발생하면 다양한 선천성 심장병이 나타난다. 수정 대혈관 전위증도 그 중 하나다.

그러나 잘못 자리잡은 형태학적 좌/우 심실은 일단 주어진 역할을 수행한다. 그리고 그 수행 능력은 개인마다 다르다.

여기에서 우리 인간 신체의 놀라운 적응력을 볼 수 있는 것이다.

유혹

그런데 수정 대혈관 전위증과 관련하여 빅(?) 데이터를 만들어내려는 욕심을 부리는 사람들이 있었다.

"수정 대혈관 전위증, 매우 드물고 어려운 병이고, 심실의 기능과 구조라는 관점에서 새롭게 알려진 매력적인 도전의 대상이고, 심방 치환술이나 동맥 치환술은 하나 하나의 수술이 어렵고도 화려한데, 이 두 가지 수술을 동시에 구사하여 드라마틱한 결과를 만들 수 있다니!"

심장외과 의사들의 로망일 수 있다.

아마도 그렇기 때문에 국내 몇 개 병원의 의사들이 자료를 모아 조작된 논문으로 만들 욕심을 부렸을 것이다. 이 사건은 내부자 고발로 당시 주요 일간지에 크게 실리게 되었고, 해당 국제 학회지로부터 논문 철회라는 국제적인 불명예로 막을 내렸었다.

히포크라테스의 '인생은 짧고 예술은 길다.'의 전문은 아래와 같다.

Life is short, art long,
opportunity fleeting,
experimentations perilous,
and judgment difficult.

의술을 배우고 습득하는 데는 오랜 시간이 걸리지만, 인생은 짧고, 기회는 스쳐 지나간다. 또한 환자를 대상으로 한 실험은 위험하며, 정확한 진단과 판단을 내리기란 쉽지 않다고 그는 경고한 것이다.

유혹에 대해 이보다 더 적절한 경구가 없을 것이다.

심실 하나 반

진료를 마치려는데 아이가 말했다.

"저 올해는 수능 괜찮게 본 거 같아요. 선생님과 같은 학교는 아니더라도 '인 서울' 의대는 갈 수 있을 것 같아요. 어떻게 하면 좋을까요?"

한 해를 더 노력한, 여드름이 한창인 아이의 얼굴은 상기되어 있었다.
"공부하는데 몸이 힘들지는 않니?"
…
이런 저런 이야기를 주고 받은 끝에,
"조금 덜 힘든 분야로 정하면 어떨까?"

"…. 그냥 의대로 지원할래요."
(신통 방통!!)

아기는 '대동맥궁 단절(B형), 양대혈관 우심실 기시, 심실 중격 결손_{Taussig-Bing Anomaly}, 동맥관 개존' 이라는 매우 어려운 조합의 선천성 심장병을 가지고 태어났다(Fig.1).

| Fig 1 |

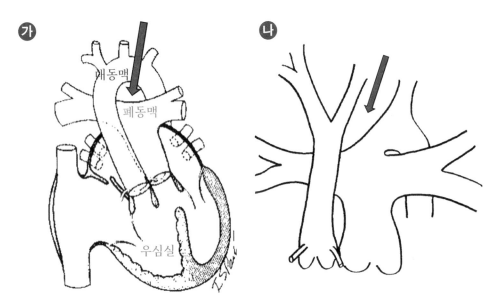

가. 양대혈관 우심실 기시증과 동반된 심실 중격 결손(Taussig-Bing Anomaly) 모식도.
나. 대동맥궁 단절(화살표) 모식도.

인공호흡기에 의존하고 있었으며 동맥관이 막히기 전에 수술을 받아야 하는 상황이었다. 태어난 지 9일 만에 개심 수술을 받았다.

대동맥 궁을 재건해주고, 동맥 치환술을 시행하고, 심실 중격 결손을 봉합하고, 우심실 유출로를 확장해 주었다(완전 교정술). 필자가 마침 이러한 수술법을 국내 최초로 1997년 국내 학회지에 보고한 후였다(Fig.2).

인공 심폐기 가동 238분, 대동맥 차단 122분, 완전 순환 정지 65분.

길고 복잡하고 위험한 수술이었다. 다행히 아기는 무사히 회복되었다.

아홉 살이 되어 다시 개심 수술을 받았다. 우심실 유출로가 정상에 비해 좁았기 때문이다(Fig.3-가). 상대 정맥을 직접 오른쪽 폐동맥에 연결해줌으로써 우심실이 하대 정맥을 통해 들어오는 혈류만 감당하면 되도록 우심실의 일을 반감해준 것이다(Fig.4). 우리는 이런 상태의 심장을 '하나 반(1.5) 심실'이라고 부른다. 이렇게 해도 우심실이 혈류를 감당하지 못할 정도에 이르면 우심실은 포기하고 좌심실 하나만으로 살아가야 한다. 그렇게 되면 '단심증'이 되는 것이다.

그런데, 이런 수술에는 큰 문제 하나가 있다. 대동맥궁 단절을 해결하는 데에는 '완전 순환 정지'라는 과정이 필요하다. 전신의 체온을 낮게(25 ℃ 전후) 유지하면서 체내 혈액 흐름을 일정 시간 동안 완전히 멈추는 것이다. (마치 겨울잠을 자는 곰의 세계처럼). 즉, 뇌 혈류의 공급도 중단된다는 의미이다. 이렇게 주어진 시간 동안, 뇌로 가는 혈관을 절개하여 대동맥궁을 원하는 모양으로 만들어 주는 것이다. 이 아기의 경우 65분이 소요됐다. 뇌 손상이 없기를 간절히 기도하면서. (2000년이 지나면서는 뇌 혈관에 지속적으로 혈류를

| Fig 2 |

대동맥궁 단절을 동반한 Taussig-Bing 기형에서 새로운 일차적 완전 교정술
- 1 례 보고 -

정 종 필* · 서 동 만*

=Abstract=

A New Method of One Stage Correction of Taussig-Bing Anomaly with Interrupted Aortic Arch
- 1 case report -

Jong-Pil Jung, M.D.* , Dong-Man Seo, M.D.*

Taussig-Bing anomaly is infrequently associated with interrupted aortic arch and size discrepancy of great arteries makes it difficult to undergo arch recons- truction and arterial switch operation. A 20-day old male infant was admitted with the diagnosis of Taussig-Bing anomaly with type B interrupted aortic arch. Multi-organ failure, due to the diminution of ductal flow, was stabilized after 3 weeks of prostaglandin E1 and controlled ventilatory support. The surgical correction consisted of VSD closure, ar- terial swtich and extended aortic arch reconstruction. The marked disparity between the hypoplastic as- cending aorta and the dilated main pulmonary artery was overcome by constructing distal neoaorta using both native ascending and descending aortic tissue. The patient was extubated on postoperative 2nd day. Postoperative catheterization showed no left ventricular outflow obstruction, no intracardiac shunt, and no incompetence of neoaortic valve.

(Korean J Thorac Cardiovasc Surg 1997 ; 30 : 83-7)

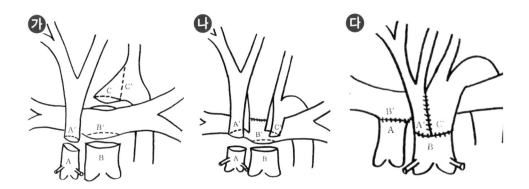

가. 나. 다. 대동맥궁 재건술과 동맥 치환술 모식도.

유지하는 기법이 개발되어 이러한 위험이 현저히 줄어들었다.) 다행히 아이는 이러한 어려움을 겪어내고 이렇게 잘 자라준 것이다.

이 환아가 머리에 손상을 입지 않고, 단심실이 아닌 상태로, 쉽지 않은 학업을 (이제 의과 대학 졸업반) 즐겁게 할 수 있는 인재로 자라 준 것은 커다란 축복이다.

(이 친구가 자신을 위해, 다른 환자들을 위해, 심장병을 전공으로 삼기를 내심 기대해본다.)

감사!

The sun will not harm you by day, nor the moon by night.

- Psalms 121:6

낮의 해가 너희를 상치 아니하며,

밤의 달도 너희를 해치지 아니하리라.

'하나 반(1.5) 심실'의 의미는 무엇인가?

우리 심장이 온전한 양(좌/우)심실을 가지는 것이 정상이고 최선이다. 그러나 어떤 아이들은 심실이 하나인 채(단심실)로 태어나기도 한다. 그 중간의 어디쯤 해당한다는 의미에서 '하나 반 심실'이라 부르고 있다. 단심실 환아들은 많은 합병증을 안고 살아가게 된다. 최선을 다해 단심실의 상태를 피할 수 있도록 노력해야 한다.

| Fig 3 |

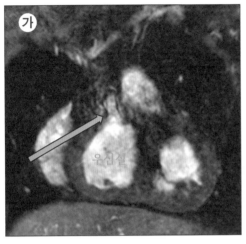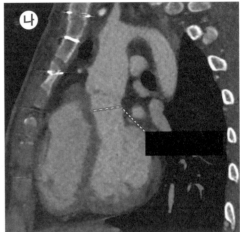

가. 좁은 우심실 유출로(화살표).
나. 충분한 좌심실 유출로(점선).

| Fig 4 |

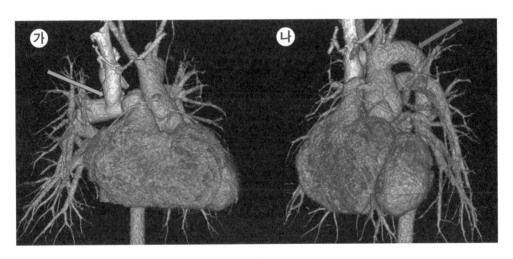

가. 상대 정맥과 오른쪽 폐동맥의 연결 부위(파랑 화살표).
나. 정상적인 모습의 대동맥궁(빨강 화살표).

안행(雁行)

형제는 여섯 살 터울이다. 형은 친탁으로 눈이 왕방울처럼 크고 아우는 외탁으로 초승달처럼 날렵한 눈매를 가지고 있다. 나이 차이에 비해 키도 형이 훌쩍 커서 머리 하나쯤 차이가 난다. 형은 선하고 급하지 않은 성격이며 아우는 재치가 넘치고 민첩하다. 아우가 짓궂은 장난을 걸어도 형은 웃으며 다 받아 넘긴다.

외래 진료 중에 아우는 필자에게도 스스럼없이 장난을 건다.

"아직도 '독수리 타법'이시네요!"

"응? ㅎㅎ"

이제 동생은 좋은 특목 고등학교에 다니고 있고 형은 벌써 대학 졸업반이다. 누가 보기에도 흐뭇하고 부러운 형제의 모습이다.

| Fig 1 |

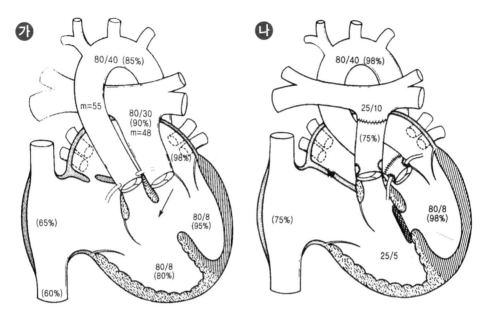

가. 심실 중격 결손을 동반한 대혈관 전위, 수술 전.
나. 심실 중격 결손 봉합 및 동맥 치환 수술 후.

| Fig 2 |

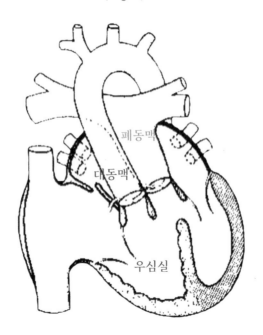

그런데 둘은 힘든 병원 생활을 겪은 동지이기도 하다.

　형은 '대혈관 전위와 심실 중격 결손'이라는 어려운 선천성 심장병(Fig. 1-가)을 가지고 태어났다. 출생 후 6일 만에 가족들의 걱정 속에 개심 수술(Fig 1-나)을 받았다. 전위된 대혈관을 바로잡아 주고 심실 중격 결손을 봉합하는 쉽지 않은 수술이다. 아기의 경과는 순조로웠고 젊은 부부는 웃음을 되찾았다. 외래에서 일년에 한 두 번 만나며 아이가 유치원에 다닐 무렵이었다. 부부는 두 번째 아이를 임신했디고 걱정과 기대에 찬 소식을 가지고 왔나.

　부부의 바람과 달리 태어난 동생도 놀랍게도 선천성 심장병을 가지고 있었다. '양대혈관 우심실 기시와 심실 중격 결손'이라는 병(Fig. 2)이었다. 한꺼번에 치료를 할 수 없는 상태였다. 따라서 태어난 지 4일만에 일차 수술을 받았다. '폐동맥 밴딩과 심방 중격 제거'라는 수술이었다. 아기가 돌이 될 무렵까지 키운 후 이차 수술을 시행했다. '심방 중격 봉합과 심실 중격 입체적 재건 봉합'이라는 이해하기 쉽지 않은 수술이었다. 좌심실에서 나온 피는 대동맥으로, 우심실에서 나온 피는 폐동맥으로 가도록 입체적인 '꼬임'을 찾아주는 수술이었다. 다행히 아기는 무사히 회복했고 잘 자라주었다. 부모는 밝은 웃음을 다시 찾았고 어느 외래 진료 날 감사와 기쁨의 글을 담은 액자를 필자에게 건네 주었다. 그러나 4살 무렵에 재수술이 필요했다. 아이의 심장이 커가면서 입체적 재건 봉합을 해주었던 심실 중격 결손 부위가 문제를 일으켜 좌심실 유출로와 우심실 유출로가 함께 좁아진 것이다. 세 번째 개심 수술을 받았다. 복잡하고 어려운 수술이었다. 아이가 중학교에 갈 무렵 대동맥 판막과 폐동맥 판막의 성장이 여의치 않아 또다시 수술이 필요한 상황이 되었다. 네 번째 개심 수술이 진행되었고 위의 두 곳에 인공 판막을 넣어 주어야 했다.

| Fig 3 |

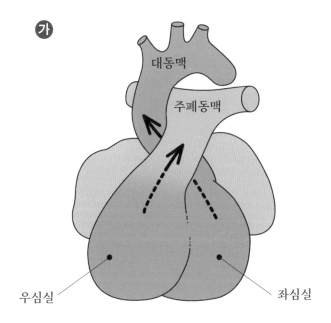

가

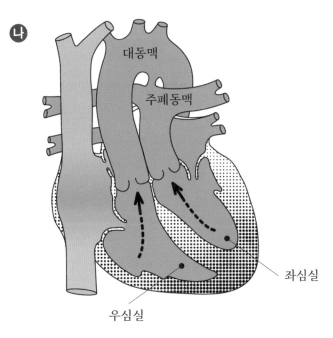

나

가. 양대혈관의 정상적인 꼬임(점선 화살표).
나. 꼬임이 결여된 양대혈관(점선 화살표).

그럼에도 불구하고 형제는 씩씩하고 밝게 자라 주었다.

진단 명으로만 보면 '대혈관 전위'라는 형의 경우가 더 어려운 병으로 생각될 수 있다. 그러나 완전히 뒤바뀐 대혈관은 수술로써 떼어내 다시 자리 바꿈 해주면 문제 해결이 간단하게(?) 끝난다. 반면에 '양대혈관 우심실 기시'라는 동생의 경우 병명이 주는 느낌보다는 쉽지 않은 과제를 던진다. 정상 심장에서 좌심실, 우심실, 대동맥, 폐동맥의 관계는 적당한 꼬임 형태를 유지해야 되는데(Fig. 3), 꼬이지 않고 뒤바뀐 상태가 '대혈관 전위'라는 병이 되는 것이고(Fig. 1-가), 어중간하게 꼬인 것이 '양대혈관 우심실 기시증'이 되는 것이다(Fig. 2). 게다가 신생아의 심장은 몸이 커가면서 함께 더 커져야 된다. 그런데 심장 내부에 자라지 않는 평면적인 인공섬유 조직을 넣어 '꼬임'이라는 입체적 구조를 구성해야 되므로 수술도 어렵고, 환아가 자라면서 심장 내부의 크기 불일치(미스 매치)가 발생하게 되는 것이다.

동생의 경우 앞으로도 주의 깊게 심장 상태를 지켜보아야 된다.
그러나 우애가 깊은 형제는 긴 세월 함께 잘 헤쳐 나갈 것이다.

'대혈관 전위증'과 나

'대혈관 전위증'은 치료를 못 받을 경우 생후 일 년 내에 대부분 사망하게 된다. 이에 대한 획기적인 치료 결과는 선천성 심장병 치료의 역사에 있어서 가장 성공적인 예 중 하나이다(Fig. 1).

정상 심장에서는 체순환(좌심실-전신 말초혈관-우심방)과 폐순환(우심실-폐혈관-좌심방)이 릴레이를 하듯이serial, 직렬적 혈류를 주고받는다.

그러나 대혈관 전위증에서는 좌심실-대동맥-우심방/우심실-폐동맥-좌심방, 이런 흐름이 다람쥐 쳇바퀴 돌 듯이 따로parallel, 병렬적 돌게 된다. 따라서 이 두 흐름이 섞이는mixing 포인트가 없으면 산소 부족으로 인해 결국 사망하게 된다. 태아 시기에는 동맥관이 존재하여 이를 통해 섞이므로 문제가 안 되나, 태어난 후 정상적으로 동맥관이 막히게 되면 사망할 수 있다. 그러나 동맥관이 닫히더라도 좌/우심방 사이나 좌/우심실 사이에 결손이 있어 두 순환이 섞이면 어느 정도 산소 포화도를 유지할 수 있으므로 환아의 문제 해결에 시간적 여유가 생긴다. 이러한 문제를 해결하기 위하여

| Fig 1 |

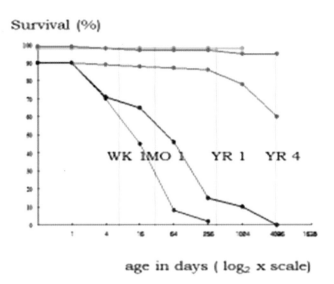

연두색: 동맥 치환 수술 후 (심실 중격 결손 동반-)
녹색: 동맥 치환 수술 후 (심실 중격 결손 동반+)
겨자색: 세닝, 머스타드 수술 후
빨강색: 수술 않은 대혈관 전위 (심실 중격 결손 동반+)
파랑색: 수술 않은 대혈관 전위 (심실 중격 결손 동반-)

참고문헌: Kiener A, et al. Long-Term Survival After Arterial Versus Atrial Switch in d-Transposition of the Great Arteries. Ann Thorac Surg. 2018 Dec;106(6):1827-1833.

1. 동맥관을 유지하는 약Prostaglandin E1이 개발되어 동맥관 수준에서 섞일 수 있고,

2. 소아심장 전문의에 의해 '심방 중격 풍선 절개술'이라는 시술이 가능하게 되어 심방 사이에서 섞일 수 있게 되므로써, 정확한 진단과 수술 준비에 시간적 여유 제공할 수 있게 되면

3. 소아심장 외과의사가 미세 수술로 전위된 대혈관 정상을 원 위치로 복원하는 '동맥 치환술'을 시행하여 이들이 삼위 일체를 이루어 일관성을 갖고 환아의 치료에 좋은 성적을 얻을 수 있게 된다.

'동맥 치환술'은 1975년 브라질의 Dr. Jatene이 처음 성공하였다. 그 당시 이미 심방 수준에서의 수술 방법인 '심방 치환술Senning, Mustard'은 수술 사망율에서는 약 5% 이하의 훌륭한 결과를 보여주는 안정적인 수술로 자리하고 있었다.

그러나 수술 환자들의 추적 관찰 결과 우심실의 기능과 삼첨판막 기능 악화로 인해 환자들이 사망하게 된다는 사실이 알려지게 되었고, 그 원인은 마치 만화 속의 뽀빠이와 올리브의 차이처럼 좌/우심실의 타고난 구조적인 차이가 핵심임을 인지하게 되었다. 따라서 좌심실이 제 구실을 하도록 수술해야 한다는 사실을 각인시켜 주었다. 이 사실은 이후 심실의 구조와 기능에 대한 성찰 및 여러 복잡 심장병의 치료에 근거가 되었다.

따라서 1980~1990 무렵, 대혈관 전위증의 치료에 있어 '동맥 치환술' 성적이 어떤 병원이나 심장외과 의사의 유능함에 대한 판단의 기준이 되었다.

| Fig 2 |

大韓胸部外科學會誌 第19卷 第1號
Vol. 19, No. 1, March, 1986

대혈관 전위증에 대한 동맥전환술

— 1예 치험 —

김창호*·이홍섭*·이건우*·이규환**

— Abstract —

**Arterial Switch Operation of Transposition of Great Arteries
(1 case)**

Chang Ho Kim*, Hong Seob Lee*, Keon Woo Lee*, Kyu Hoan Lee**

A 11 month old child with transposition of the great arteries and a large ventricular septal defect (VSD)
underwent repair by VSD closure and arterial switching with translocation of the coronary ostia.
Cardiopulmonary bypass was established along with core cooling to between 18 degree C and low flow
was employed.

| Fig 3 |

Organizing Committee of the Fifth Asian Congress of Pediatric Cardiology

Chairman	: Chang Yee Hong, M.D.
Vice-Chairman	: Du Bong Lee, M.D.
Secretary-General	: Yong Soo Yun, M.D.
Asst. Secretary-General	: Jung Yun Choi, M.D.
Scientific Sub-Committee	: Heung Jae Lee, M.D., Jun Hee Sul, M.D.
Finance Sub-Committee	: Young Chang Dockgo, M.D.
Registration & Accommodation	: Kyung Su Lee, M.D.
Publication	: Sung Kyu Lee, M.D., In Sook Park, M.D.
Social Program & Transportation	: Sang Bum Lee, M.D., Chang Hwi Kim, M.D.

1991년 10월 7~13일 서울 워커힐에서 제10차 아시아-태평양 심장학회(Asian-Pacific Congress of Cardiology)와 때를 같이 하여 제5차 아시아 소아심장학회(Asian Congress of Pediatric Cardiology)가 열림. 홍창의 선생님 학회장, 박인숙 선생님 간행 이사

국내에서는 한양대학 병원의 김창호 선생님에 의해 첫 생존 1례가 보고된 상황이었다(Fig. 2).

필자는 울산의대 서울 중앙 병원(현 아산 병원)에 근무 중이었으나, 그 전 근무지인 부천 세종 병원에서 필자가 시행했던 연달은 6례의 수술 성공 내용이 1991년 10월 서울에서 열린 제10차 아시아-태평양 심장학회에서 발표되었다(Fig. 3).

동맥 치환 수술(arterial switch operation, 1988-1989)
- **네 명의 신생아**
- **한 명의 돌 지난 유아**
- **한 명의 아이젠멩거 상태의 12세 소년**

연달은 여러 증례 수술 성공은 국내 최초였다.

당시 좌장이 호주 멜버른의 Royal Children's Hospital에서 오신 Dr. 로저 미R. Mee로써 세계적으로 '동맥 치환술'에 있어 가장 좋은 성적을 보유하고 계신 분이었다. 그 발표 내용에 관심을 보여 주시면서 필자와의 인연이 시작되었고, 짧은 기간이었지만 1992년 2월 한달 동안 그 멜버른 병원을 방문하여 많은 것들을 배울 수 있는 기회를 마련해 주셨다. 아마도 필자가 심장외과 의사로서 가장 많이 배운 시기로 생각된다. 이후 필자가 의사로 살아가는 데 평생의 멘토가 되어 주셨다. 또한 Dr. 로저 미R. Mee는 2008년 세종병원 주최 3-day Seminar 당시 필자의 병원을 방문하여, 세계적으로 유명한 소아

| Fig 4 |

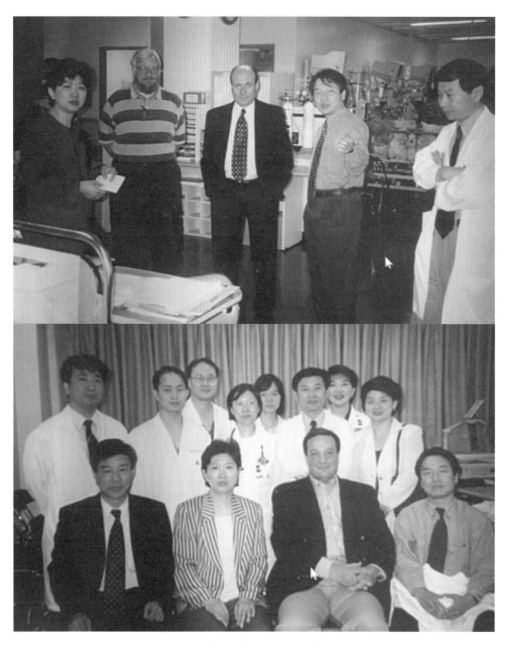

위. 맨 좌측부터, 서울아산병원 박인숙 선생님, 중앙, Dr. R. Mee, 필자, 서울아산병원 고재곤 선생님.
아래. 앞줄 왼쪽부터, 서울대 최정연 선생님, 서울아산병원 박인숙 선생님,
토론토 Sick Children Hospita의 Dr. Freedom, 필자.

심장학의 대가 Dr. Freedom 등과 온종일 컨퍼런스를 갖기도 했다(Fig. 4).

@ 태아 심초음파Fetal Echocardiography의 태동.

1996년 무렵 태아 심초음파 검사가 새로운 트렌드로 자리잡기 시작했다. 이 검사는 이제는 산모들에게 보편적으로 시행되는 검사이다. 그 당시, 제일 병원, 차 병원, 서울 아산 병원, 서울대학 병원의 소아 심장과 관련된 선생님들과, 산과 전문 선생님들이 모여 소모임을 만들었는데, 지금은 캐나다 Sick Children's Hospital에 근무하고 있는 영상의학과 유시준 선생님의 리드 하에 진행되었다.

이때 차 병원 소아과 김인규 선생님이 출산 전 태아 심초음파로 '대혈관 전위'를 진단하고, 출산 직후 필자가 '동맥 치환수술'을 성공적으로 시행한 증례를 국내 최초로 보고하였다(Fig. 5).

@ 세계적으로 드문, 국내 최저 체중의 대혈관 전위 증례.

2005년 필자가 아산 병원 근무 당시, 출생 체중 1140 gm의 미숙아가 대혈관 전위증을 가지고 태어났다. 소아심장 박인숙 선생님의 심방 절개 시술 후, 3주만에 체중 1300 gm 이르렀고, 이후 필자가 동맥 치환술을 성공하였다. 이는 세계적으로도 매우 드문 초저체중 미숙아의 성공적인 심장 수술 사례로 기록되었다(Fig. 6).

@ 대혈관 전위증 수술 성적 보고.

2010년 유럽 흉부외과 학회가 스위스 제네바에서 열렸다. 이때 일본에서 가장 성적이 좋은 후쿠오카 아동병원의 결과와 300례가 넘는 필자의 결과가 동시에 발표되었다. 필자들의 대혈관 전위증 수술 성적이 우월하였을 뿐 아니라, 개선된 새로운 수술 방법을 제시하여 큰 호응을 얻었다(Fig. 7). 당시 좌장이었던 세계적인 권위자 Lacourt Gayet 박사가 이 수술 방법을 자신의 강의에 도입하기 시작했다는 점은 필자에게 기쁨이었다.

| Fig 5 |

대한산부회지 제 40 권 제 9 호 1997
Vol. 40 No. 9 September 1997

태아 심에코로 진단한 심실중격결손이 없는 대혈관 전위 2례

포천중문의과대학 부속 차병원 산부인과 · 소아과 *
연세대학교 의과대학 부속 세브란스병원 산부인과 **
울산대학교 의과대학 부속 서울중앙병원 흉부외과 **

이경술* · 김인규+ · 김병성 · 조진호 · 김경률 · 서동만*

=Abstract=

Two Cases of Transposition of the Great Arteries with Intact Ventricular Septum Prenatally Diagnosed by Fetal Eechocardiography

Kyung Sool Lee, M.D.,* In Kyu Kim, M.D.,* Byung Sung Kim, M.D.
Jin Ho Cho, M.D., Kyung Ryul Kim, M.D., Dong Man Seo, M.D.**

Department of Obstetrics and Gynecology, Department of Pediatrics, CHA Hospital,
Pochun Jung-Moon College of Medicine, Seoul, Korea
Department of Obstetrics and Gynecology, Severance Hospital, College of Medicine,
Yonsei University, Seoul, Korea*
Department of Cardiothoracic Surgery, Asan Medical Center, College of Medicine,
Ulsan University, Seoul, Korea*

Transposition of the great arteries with intact ventricular septum (TGA IVS) is a cyanotic congenital heart disease with high neonatal mortality without early diagnosis.

But TGA IVS is known to have good prognosis if treated by arterial switch operation (ASO) within 2 weeks after birth with early diagnosis.

We diagnosed two cases of TGA IVS prenatally by fetal echocardiography.

A case was diagnosed at 26th weeks of gestation, and the mother was transferred to a cardiac center for planned delivery. The baby had received ASO on postpartum 7th day, but he died of right ventricular failure on postoperative 8th day.

The second case was diagnosed at 37th gestational weeks and was transferred to Asan medical center immediately after birth. And he is doing well without any treatment after ASO.

| Fig 6 |

대흉외지 2005;38:773-775

□ 증례보고 □

1140 gm의 미숙아에 대한 동맥치환술

박순익* · 이승현* · 박정준* · 서동만* · 김영휘** · 고재곤** · 박인숙**

Arterial Switch Operation in 1140 gm LBW Premie Baby with TGA, IVS

Soon Ik Park, M.D.*, Seung Hyun Lee, M.D.*, Jeong-Jun Park, M.D.*, Dong-Man Seo, M.D.*
Young Hwee Kim, M.D.**, Jae Kon Koh, M.D.**, In-Sook Park, M.D.**

Cardiac surgery in the neonate with congenital heart disease has progressed dramatically in the past three decades. However, low-birth-weight premie with congenital heart disease continue to challenge the intellectual and technical skills of those who care for them. We report a case of successful arterial switch operation in 1140 g

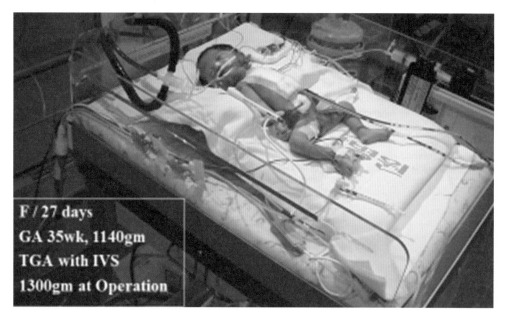

F / 27 days
GA 35wk, 1140gm
TGA with IVS
1300gm at Operation

수술 직후 중환자실에서, 모나미 볼펜 2.5배 정도의 작은 아가.

| Fig 7 |

European Journal of Cardio-Thoracic Surgery 42 (2012) 794–799
doi:10.1093/ejcts/ezs169   Advance Access publication 21 June 2012

ORIGINAL ARTICLE

The importance of neo-aortic root geometry in the arterial switch operation with the trap-door technique in the subsequent development of aortic valve regurgitation[†]

Won Kyoung Jhang[a], Hong Ju Shin[b], Jeong-Jun Park[c], Tae-Jin Yun[c], Young Hwue Kim[a], Jae-Kon Ko[a], In-Sook Park[a] and Dong-Man Seo[b,*]

[a] Department of Paediatrics, Asan Medical Centre, College of Medicine, University of Ulsan, Seoul, Korea
[b] Department of Thoracic and Cardiovascular Surgery, Konkuk University Medical Centre, Seoul, Korea
[c] Department of Thoracic and Cardiovascular Surgery, Asan Medical Centre, University of Ulsan, Seoul, Korea

* Corresponding author. Department of Thoracic and Cardiovascular Surgery, Konkuk University School of Medicine, Konkuk University Medical Centre,
   4-12 Hwayang-dong, Gwangjin-gu, Seoul 143-729, Korea. Tel: +82-2-20307599; fax: +82-2-20307733; e-mail: dmseo@kuh.ac.kr (D.-M. Seo).

Received 30 August 2011; received in revised form 9 December 2011; accepted 22 December 2011

Abstract

OBJECTIVE: Regarding neo-aortic valve regurgitation (neo-AR) after the arterial switch operation (ASO), the 'trap-door' technique was supposed to be a risk factor due to a distortion of the sinotubular junction (STJ) geometry. Here we report our results of the 'trap-door' technique with a special emphasis on root geometry including the ratio of STJ to annulus.

METHODS: From August 1991 to March 2010, 240 patients with transposition of the great arteries underwent the ASO and who had at least 1 year of follow-up were included in this study. The medical records were retrospectively reviewed.

RESULTS: The median age and body weight at the time of operation were 11 (0–1213) days and 3.4 (1.30–18.75) kg, respectively. The median follow-up duration was 79 months (range 12 months–19.5 years). At the latest echocardiographic follow-up, only six patients had neo-AR greater than Grade II (6 of 240, 2.5%). We found no relationship between neo-AR greater than Grade II and perioperative factors. The actual sizes of the neo-aortic annulus, mid-sinus and STJ were observed as having increased over time. However, most z-scores of STJ at the latest echocardiography varied between –2 and 2 and, more importantly, the ratio of STJ to neo-aortic annulus was 0.93 ± 0.20, which was near normal at the latest echocardiographic follow-up.

CONCLUSIONS: Our results showed a very low incidence of significant neo-AR, which was relatively attributable to the preserved z-score of STJ and the normal range of STJ/annulus ratio. Therefore, we propose that it is important to maintain these factors adequately during the reconstruction of the neo-aortic root in the ASO.

증례

쌍둥이를 임신한 한 산모에 대한 산전 초음파 검사에서 쌍둥이 중 한 태아는 정상 심장을 가지고 있고, 다른 태아는 '대혈관 전위증'을 가지고 있었다.

산모와 가족들은 어찌할 바를 모르고 불안해했다.

이러한 검사가 없던 시절에는 별 걱정없이, 혹은 쌍둥이라서 더 좋아하면서 출산을 기다렸을 것이다.

그러나 새로운 기술이 오히려 걱정을 만들어 준 셈이다.

게다가 '대혈관 전위증'에 대한 치료 성적이 아주 나쁠 때였다면 어땠겠는가. 아마도 살 수 없다고 판단되는 태아를 포기했을 수도 있다. 그러나 국내에서도 이 병에 대한 치료 성적이 좋아지고 있던 때에 이 검사법이 일반화된 것이 천만 다행이라고 하겠다.

이것도 시절 인연이리라.

산모는 무사히 쌍둥이를 출산했고 곧이어 병을 가진 환아는 필자에게 '동맥 치환술'을 성공적으로 받았다. 두 아기 모두 건강해졌다(Fig. 8).

기쁨 두 배!!

필자에 주어진 여러 행운들이었다.

감사할 따름이다.

| Fig 8 |

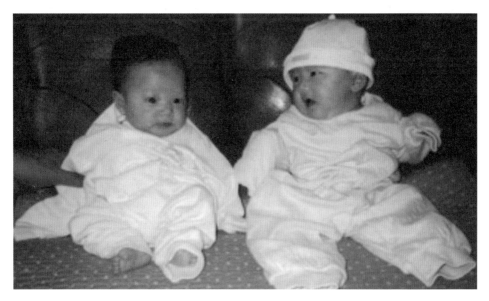

백일을 넘긴 쌍둥 아가: 좌측이 환아.

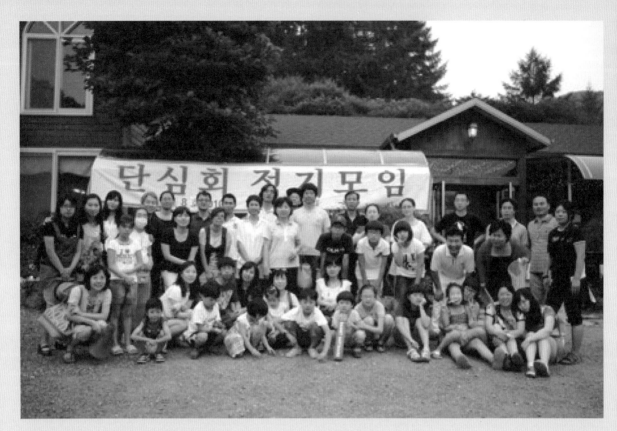

2010년 제8회 단심회 정기 모임

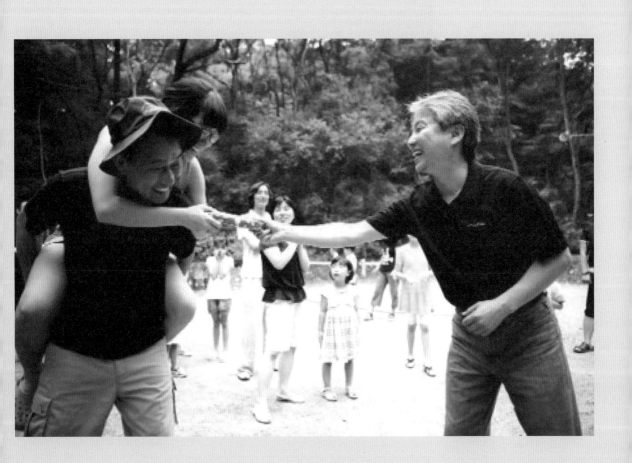

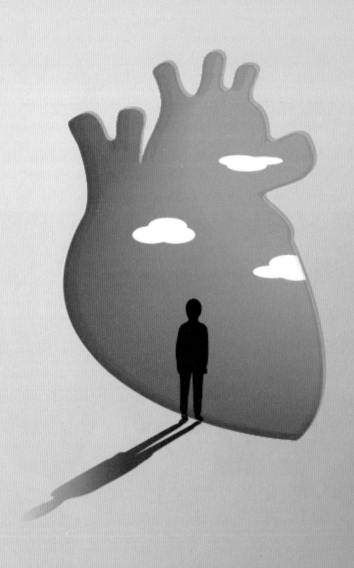

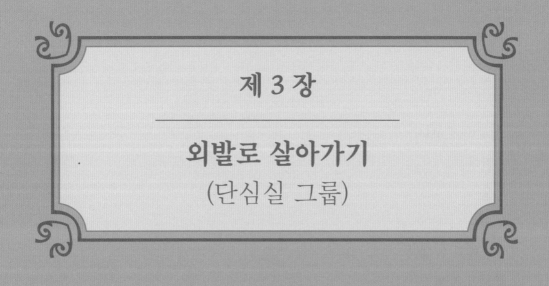

제 3 장

외발로 살아가기
(단심실 그룹)

Long after the heart surgery

하나 반과 하나

증례 1

아이는 걸음마를 할 수 있을 때부터 언제나, 할머니의 손을 잡고 진료실에 들어섰다. 호기심이 많아 이것저것을 만져보고 진료실 안을 깡총거리며 컸다.

이제 도수 높은 안경을 끼고 목소리가 제법 굵어지면서 점잖아졌다.

중학생이 된다고.

심장 수술을 이미 다섯 차례나 받았으며, 네 번째! 인공 판막을 가지고 있다.

아기는 태어난 지 열흘 만에 병원에 왔다.

숨을 헐떡이고 있었고, 심장이 마치 피부 바깥으로 튀어나올 듯 심하게 뛰고 있었다. 중환자실로 입원하여 인공 호흡기를 거치한 후(Fig. 1-가) 시행한 심장 초음파 검사(Fig. 2)에서, 선천성 승모판막 폐쇄부전증(Grade 4/4)과 크게 늘어난 좌심실과 좌심방, 동맥관 개존증, 그리고 심한 폐동맥 고혈압을 가지고 있었다. 좌심실의 크기(이완기말 내경 28 mm, 수축기말 내경 20 mm)가,

| Fig 1 |

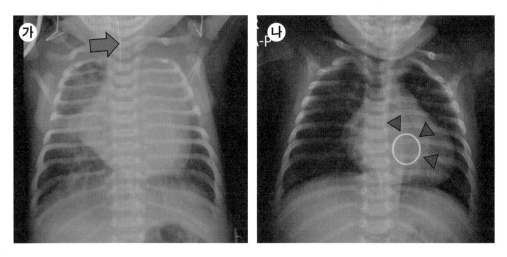

가. 수술 전 호박처럼 커진 심장과 기관내 삽관된 모습(화살표).
나. 수술 후 인공 승모판막이 자리잡은 모습(화살표 머리).

| Fig 2 |

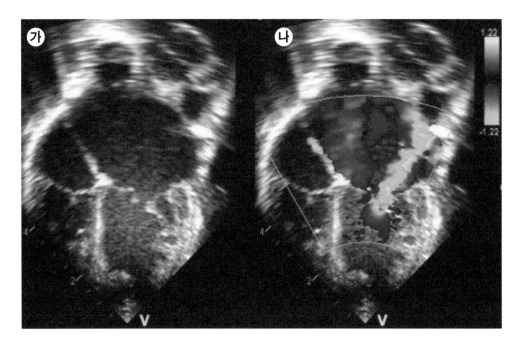

체표면적을 감안하면 성인의 정상치를 훨씬 넘는 수준(Z-score +3)이었다. 다행히 좌심실의 수축 기능은 유지되고 있었다(EF 57%). 통상적으로는 동맥관이 막히기를 기다리면서 승모판막에 대한 치료를 결정하면 된다. 그러나 보름이 넘게 인공 호흡기에 의지하고 있고, 동맥관의 크기가 줄어들었음에도 승모판막 폐쇄부전은 호전되지 않았다.

이 아기의 승모판막은 통상적이지 않은 것이다. 이제 수술로 문제 해결을 해야만 인공 호흡기를 제거할 수 있는 상황이었다. 수술이라면 판막 성형술과 인공 판막 대치술 두 가지 중 하나다. 그런데 문제가 있다.

1. 판막 성형술을 한다면,

   • 백일도 안된 아기의 승모판막은 잠자리 날개처럼 얇고 약하다. 따라서 잠자리 날개를 자르고 이어 붙이는 일의 성공은 장담할 수 없다. 성형술이 만족스럽지 못하게 되면 인공 판막을 넣어 주는 수밖에 없다.

2. 인공 판막을 넣어야 한다면,

   • 이렇게 백일도 안된 심장에 맞는 크기의 인공판막이 있을까? 있다 하더라도 아기는 자라고 인공 판막은 자라지 않을 텐데?

   • 조직판막을 쓴다면, 판막 크기도 문제지만 수명이 너무 짧을 텐데?

   • 기계판막을 쓴다면, 수술 후 혈액응고 방지제를 어떻게 적은 용량을 투약하고 관리할 것인가?

3. 인공 판막조차 넣어줄 수 없다면?

   • 좌심실을 포기하고 단심실 상태로 만들어 줄 수 있다. 즉, 동맥관 개존증을 해결하고, 온전한 기능을 기대할 수 없는 승모판막은 폐쇄하여, 좌심실을 아예 기능하지 않게 만들어 준다.

| Fig 3 |

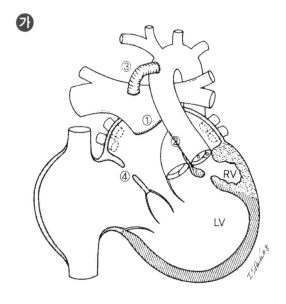

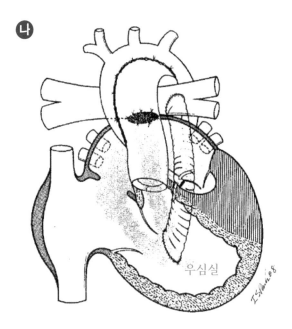

가. Damus-Kaye-Stansel(DKS) 술식의 일반적 모식도.
나. Norwood, Sano 술식의 일반적 모식도.

주 폐동맥은 상행 대동맥과 문합하여 우심실이 체순환을 감당하도록 하는 것이다(일종의 Norwood 술식, Fig. 3). 그렇게 하기 위해서는 우심실이 높은 폐동맥 압력을 견뎌내고 있는 지금이 마지막 기회다.

4. 모든 대책이 통하지 않으면?

- 심장 이식밖에 없다.

아기는 생후 4주 째에 수술을 받았다.

승모판막의 기형이 심했지만 판막 성형술을 시행했고 다행히 인공 심폐기를 제거할 수 있었다. 그러나 수술 후 회복은 여의치 못했고, 여전히 승모판막 폐쇄부전이 문제였다. 그런데 불행 중 다행인 것은, 심하게 늘어난 승모판륜(19 mm, Z-score +3) 덕분에 구할 수 있는 가장 작은 기계식 인공 판막 삽입이 가능할 것으로 보였다는 사실이었다.

수술 후 한 달이 지난 시점에 재수술이 시행되었다. 성공적으로 인공 판막 대치술을 마칠 수 있었다(Fig. 1-나).

생후 두 달밖에 안 된 아기 심장에 'Size 17' 인공판막이 들어맞다니!

아기는 순조롭게 회복되었다. 게다가 온전히 기능하는 두 개의(좌/우) 심실을 가진 심장을 가지고.

그러나 예견되었듯이, 아기가 커가면서 인공 판막의 크기와 여러 문제들이 발생하여 세 번의 판막 교체가 필요했다.

전쟁 같은 시간이었다.

생후 2년 4개월, 마지막 수술 후 지금은 'Size 19'의 제법 큰 인공 판막을 가지고 초등학교를 졸업할 나이가 되었다.

바라건데 앞으로 한번의 재수술만으로 성인 크기(Size 21~23) 판막을 가질 수 있다면 얼마나 좋을까!!

| Fig 4 |

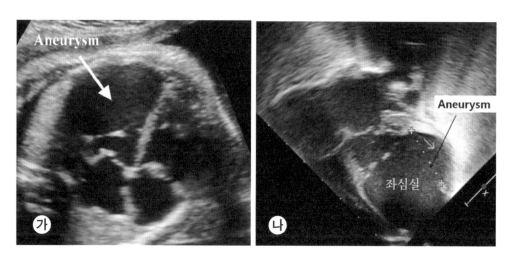

가. 태아 심장 초음파: 좌심실 류(화살표).

나. 출생 직후 심장 초음파: 심하게 늘어나고 기능이 현저히 저하된 좌심실.

| Fig 5 |

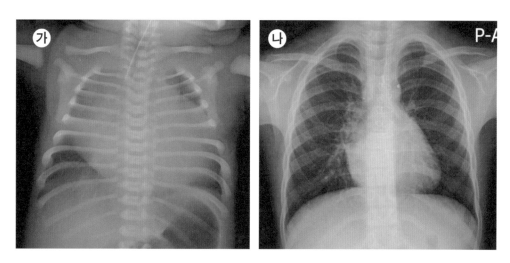

가. 출생 직후 흉곽을 가득 채운 심장과 기관내 삽관된 모습.

나. 폰탄 수술 2년 후.

증례 2

아기는 재태 24주차 산전 초음파 검사에서 좌심실에 이상이 있다는 진단을 받았다(Fig. 4-가). 이후 필자의 병원으로 전원 되어 산부인과 원혜성 교수의 극진한 진료를 받다가 재태 36주차에 제왕절개로 3,660그램의 체중을 가지고 태어났다.

출생 직후 시행한 심장 초음파 검사에서 심한 승모판막 폐쇄부전, 좌심실 류를 동반하여 늘어나고 기능이 저하된 좌심실(Fig. 4-나), 대동맥 판막 협착 및 폐쇄부전, 심방 중격 결손, 동맥관 개존 등이 진단되었다.

단순 흉부 사진에서 어마 무시한 크기의 심장을 보였다(Fig. 5-가). 들어보기 힘든 조합의 선천성 심장병이다. 요약하면 좌심실이 있되 좌심실 기능을 기대할 수 없는 기능적 '단심증'이었다.

게다가 대동맥 판막의 역류까지 있으므로 동맥관이 자연 폐쇄되는 순간 심장 기능이 정지될 위험이 있는 상황이었다. 만약에 산전 초음파 검사에서 이상을 발견 못했다면, 산부인과의 적절한 대처가 없었다면, 튼실한 체중을 갖고 태어난 아기를 원인도 모른 채 잃어버렸을 것이다.

출생 3일째에 수술을 시행했다.

과도하게 늘어난, 기능을 못 하는 좌심실 일부를 제거하고, 승모판막을 막고, 동맥관 개존을 차단하고, 주 폐동맥과 상행 대동맥을 합쳐주고, 우심실과 원위부 폐동맥은 도관으로 연결해 주었다(Fig. 6). 우심실이 좌심실 기능을 하도록 만들어 주는, 길고 긴 과정이었다. 세상에 두 번 있기 어려운 진단과 수술이었으리라.

| Fig 6 |

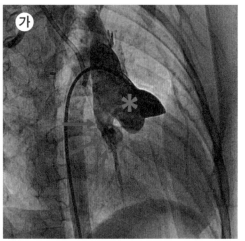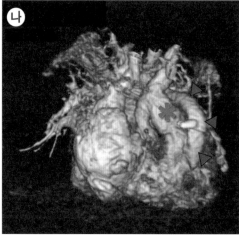

가. 심혈관 조영술: 주폐동맥(별표)이 상행 대동맥(화살표)에 연결된 모습.

나. 삼차원 CT: 우심실에서 폐동맥으로 가는 도관(화살표 머리).

| Fig 7 |

CASE REPORT
http://dx.doi.org/10.4070/kcj.2011.41.8.494

Print ISSN 1738-5520 / On-line ISSN 1738-5555
Copyright © 2011 The Korean Society of Cardiology

Open Access

Modified Damus-Kaye-Stansel/Dor Procedure for a Newborn With Severe Left Ventricular Aneurysm

Dong-Man Seo, MD[1], Hye-Sung Won, MD[2], Jae Kon Ko, MD[3], and Won Kyoung Jhang, MD[3]

[1]Division of Pediatric Cardiac Surgery, Departments of Thoracic and Cardiovascular Surgery, [2]Obstetrics and Gynecology and [3]Pediatrics, Asan Medical Center, College of Medicine, University of Ulsan, Seoul, Korea

ABSTRACT

Congenital left ventricular aneurysm (CVA) is a rare cardiac malformation. The prognosis is variable, depending on such factors as the size in comparison to the ventricular cavity, signs of heart failure, arrhythmia and so on. Most infants and young children with large aneurysm showed poor clinical outcomes. Here, we report the case of patient who was prenatally diagnosed with a large CVA, who had severe left ventricular dysfunction at 21 weeks' gestation for which she successfully underwent a modified Damus-Kaye-Stansel/Dor procedure. **(Korean Circ J 2011;41:494-496)**

KEY WORDS: Heart aneurysm: Surgical procedures, operative.

아기는 순조로운 회복을 보였다. 그러나 시간이 지나면서 대동맥 판막의 폐쇄부전이 악화되어 보름이 경과한 시점에 다시 수술로 대동맥 판막을 막아주어야 했다.

다행히 아이는 무럭무럭 자라 두 살 반에 폰탄 수술을 성공적으로 받았다 (Fig. 5-나)(Fig. 7).

이제 중학교 졸업반이다.

기린아(麒麟兒)

멀리서도 눈에 띄는 아이였다.

키가 크고 좀 수척하며 창백한 얼굴, 그래서 큰 눈동자는 더욱 크고 까맣게 보이는 아이.

말수가 적고 무언가 깊이 생각하며 천천히 움직이는 아이.

기린 같았다.

아이는 부모님의 유학 시절 일본에서 태어났다고 했다. 그런데 복잡 선천성 심장병을 가지고 태어나 백 일을 넘기기 어려울 것이라는 이야기를 들었단다. 수정 대혈관 전위, 심실 중격 결손, 매우 작은 우심실, 폐동맥 고혈압이라는 여러 가지 문제를 가진, 요약하자면 폐동맥 고혈압이 있는 '단심증'이었다(Fig. 1).

다행히 그곳 의료진의 정성스러운 보살핌과 '폐동맥 밴딩' 이라는 수술(Fig. 2) 후 잘 적응하며 자랐다. 필자에게는 11살이 넘어서 처음 찾아왔다.

| Fig 1 |

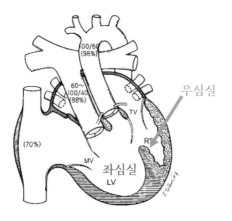

환아의 심장 모식도.

| Fig 2 |

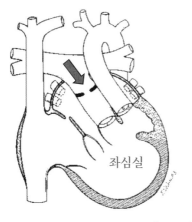

폐동맥 밴딩(화살표).

| Fig 3 |

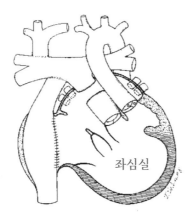

폰탄 수술 모식도(Lateral Tunnel Fontan).

'폰탄 수술'을 받기엔 많이 늦은 시기였다. 지금이라면 서너 살 무렵 수술을 마쳤을 것이다. 그러나 88 서울 올림픽 당시라면 아직 국내에서 폰탄 수술은 어려운 수술이었다. 그 즈음 국내 폰탄 수술 사망률은 30~40%에 달했다. 또한 지금은 상식으로 여겨지는, 폰탄 수술 전 단계인 '양방향성 대정맥-폐동맥 문합술'도 국내에서는 생소했다.

지체없이 폰탄 수술(Fig. 3)을 시행했다. 수술은 순조로웠고 아이는 무사히 회복했고, 주위는 환해졌다. 게다가 신체적인 제약이 있었음에도 불구하고, 아이는 놀랍게도 과학 영재로 자라주었다.

'단심회' 멤버들의 귀감이며, 희망으로, 기린아로.

발심한 아이는 대학원에 진학하여 에이즈 연구에 매진하였으며, 후일 다른 환자들을 돕고 싶다고 했다. 그러나 수술 후 12년이 지나면서, 폰탄 수술 후 나타나는 심각한 합병증 중 하나인 단백 소실 장병증Protein-losing enteropathy이 발생하였다. 여러 가지 투약과 기다림에도 증상이 나아지지 않았다.

정밀 검사 후 다시 개심 수술을 시행했다. 전체적인 디자인을 바꾸고, 좁아진 대동맥으로 나가는 길을 좀더 넓혀주며, 오른쪽 혈류 체계의 압력을 조금 떨어뜨릴 수 있게 작은 구멍Fenestration을 만들어 주는 수술이었다. 부정맥 (심방 조동, 방실 블록)도 발생하여 이에 대한 인공 심박동기도 필요했다.

그러나 이런 여러 노력에도 아이의 상태는 호전되지 않았다. 이제 남은 하나의 방법은 심장 이식을 기대하는 것이었다. 그런데 간 기능이 문제였고, C형 간염이 동반된 상태라 간 이식 팀에서는 이식을 권하지 않았다.

스물 다섯이었다.

그렇게 한 기린아는 많은 사람들의 가슴에 슬픔을 남기고 떠나갔다.

"이는 본인의 죄도 아니고 부모의 죄도 아니다.

그에게서 하나님의 하시는 일을 나타내고자 하심이다"

"Neither this man nor his parents sinned" said Jesus,

"but this happened so that the Work of God might be displayed in

his life"

(John 9:3)

이 청년이 마음 속 깊이 항상 간직하고 있었던, 너무도 사랑했던 부모님께 남기고 간 위로의 글이었다.

'단심증'이란?

　정상 심장은 체순환을 담당하는 좌심실과 폐순환을 담당하는 우심실이라는, 각각의 구조가 현저히 다른, 두 개의 심실(양 심실)로 구성된다. 그러나 발생 과정에서 어느 한쪽의 심실이 누락되거나, 크기가 현저히 작거나, 심각한 정도의 판막 이상이 있거나, 심방/심실/대혈관의 연결에 이상이 있는 경우 등이 있을 수 있고, 이러한 상태를 '단심증' 혹은 '기능적 단심증' 이라고 부른다.

　좌심실에서 120/80 mmHg의 압력으로 내보내진 산소 포화도기 높온 혈액은 우리 몸 구석구석까지 산소를 전달하여 세포 하나하나가 '산소 대사'를 이어갈 수 있게 해준다(체순환). 이 대사의 결과 이산화 탄소가 높아진 혈액은 우심방을 거쳐 우심실로 돌아와 30/15 mmHg의 압력으로 폐로 보내지게 된다. 폐의 말단 구조인 허파꽈리에서 이산화탄소는 산소로 바뀐 후 좌심방을 거쳐 좌심실에 이르게 되며(폐순환), 이어서 다음 순환이 또 시작되는 것이다. 이러한 일련의 과정이 '릴레이를 하듯이' 매끄럽게 이루어져야 한다. 그러기 위해서는 체순환과 폐순환은 중간에 새면(섞이면) 안되며, 릴레이 교대 시 정량적으로 일 대 일(1:1)의 관계가 유지되어야 한다. 그런데 단심증인 경우, 체순환 혈액과 폐순환 혈액이 심장 내에서 섞이게 되며, 정량적으로 일 대 일의 관계도 부서지게 된다. 그 결과 주로 청색증이나 심부전이라는 증상이 나타나게 된다.

　이렇게는 살아갈 수 없다. 그렇다고 투약으로 이러한 문제들이 해결될 수 없으며, 따라서 수술적인 치료가 필요하게 된다. 그 여러 가지 수술 방법들 (체-폐동맥 단락술, 폐동맥 밴딩)을 '고식적 수술'이라고 부르며 '폰탄 수술'이 등장하기 전까지는 고식적 수술이 최선의 길이었다.

폰탄(Fontan) 수술이란?

프랑스 흉부외과 의사 폰탄Francis Fontan이 처음 성공한 수술이다. 1968년부터 청색증을 띄는 3명의 복잡 선천성 심장병 환자들에게 시행하여 2례에서 성공한 결과를 1971년 발표하였다. 이후 복잡 선천성 심장병을 갖은 환자들에 있어서는 복음으로 여겨지고 있다.

핵심은 삼첨판막 폐쇄증이라는 우심실이 없는 선천성 심장병(Fig. 4-가)에 대하여, 상대 정맥을 오른쪽 폐동맥에 연결해주고, 우심방을 주폐동맥에 연결해주면서, 우심방 아래/위로 인공 판막을 심어주어, 우심방이 우심실의 기능을 대신 해주기를 기대하고 시행한 수술이었다(Fig. 4-나). 이렇게 하여 체순환과 폐순환을 섞이지 않게 분리시킬 수 있었다. 그 결과 환자들의 청색증은 사라지고 임상적으로 드라마틱한 호전을 보여 학계에 센세이션을 일으켰다. 그러나 시간이 지나면서, 심어준 인공 판막들은 당연히 그 기능을 잃게 되었고, 그리하여 그 인공 판막들은 제거되었다. 그러나 그 상태에서, 우심실 기능이 없음에도 불구하고 환자들의 상태는 잘 유지된다는 놀라운 사실을 발견하게 되었다. 이후에는 대다수의 흉부외과 의사들이 처음부터 아예 인공 판막 없이 전체적인 수술 디자인을 하여 소기의 성적을 얻게 되었다.

이에 1980년 흉부외과 학회에서는 복잡 선천성 심장병 치료의 지평을 넓힌 것으로 치하받기에 이른다(Fontan's operation: an expanded horizon. J Thorac Cardiovasc Surg. 1980). 시간이 지나면서 여러 변형된 수술 기법들이 제시되었으며, 이제는 도관(인조 혈관)을 이용하여 하대 정맥을 폐동맥에 연결해주고 상대 정맥은 직접 폐동맥에 연결해주는 기법(Fig. 5)이 기본으로 자리잡았다. 병의 조합에 따라 신생아 시기에 일차, 돌 전에 이차

| Fig 4 |

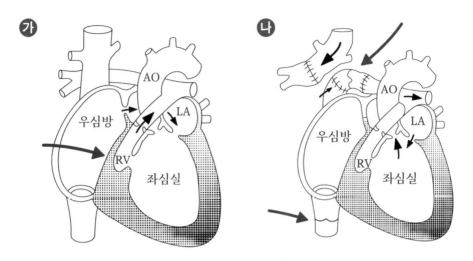

가. 삼첨판막 폐쇄(화살표)증의 모식도.
나. 폰탄 수술 후, 우심방 아래/위에 삽입된 인공 판막(화살표).

| Fig 5 |

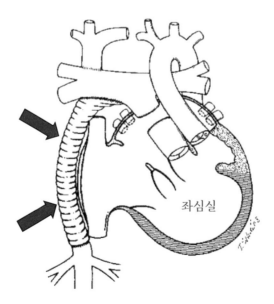

심장 외 도관(화살표) 폰탄 수술 모식도(Extracardiac Fontan).

(이 과정은 생략되기도 한다), 두세 돌 경에 삼차의 과정을 거치며, 결과적으로 두 번 혹은 세 번의 수술로 나누어 치료받게 된다. 이 환자의 경우 이차 수술은 건너뛰고 바로 폰탄 수술을 받았다.

폰탄 수술 후 환자들의 청색증은 몰라보게 호전되어 모든 문제가 해결된 것으로 믿게 되었다. 그러나 정상적인 우심실의 기능이 없기 때문에 시간이 지날수록 그 여파가 쌓여 다양한 문제들(합병증)이 나타나게 된다.

우심실이 있어야만 우심방의 압력이 낮게(<5 mmHg) 유지되어 체순환을 거친 혈류가 수월하게 돌아올 수 있다(Fig. 6). 또한 우심실의 추진력(수축 기능)이 있어야 폐동맥에 걸리는 30/15 mmHg의 압력을 이겨내고 허파꽈리까지 폐순환 혈류가 닿을 수 있는 것이다. 그러나 이러한 우심실의 기능이 없는 상태는, 몸 속의 모든 중심 정맥 체계가 높은(10~15 mmHg) 압력에 지속적으로 노출되어 다양한 문제점(합병증)들이 나타나게 되는 것이다. 모든 환자에서 예외 없이 수술 직후부터 지속적으로 진행되는 문제이다.

이 환자의 경우에서 나타난 치명적이었던 '단백 소실 장병증'도 그 중 하나이다. 다음 회에서는 단백 소실 장병증에 대한 증례를 좀 더 살펴보기로 한다.

| Fig 6 |

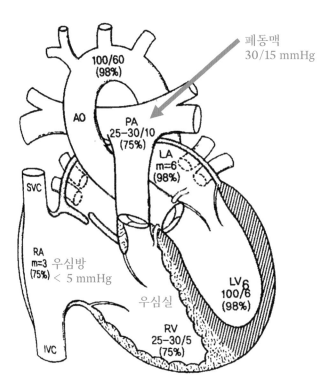

폐동맥
30/15 mmHg

정상 심장.
우심방 압력(< 5 mmHg), 폐동맥 압력(30/15 mmHg).

우울

증례 1

그는 이제 마흔 중반, 의젓한 풍채의 중견 세무 공무원이다. 느린 말씨와 점잖은 거동에서 무게가 느껴진다. 그러나 잘 살펴보면 청색증이 심해 불편해 보인다. 무엇이 문제일까?

그는 삼첨판막 폐쇄(Fig. 1)라는 청색증성 선천성 심장병을 가지고 태어났다. 어찌된 영문인지 여섯 살에 처음이자 마지막이라며 모 대학병원에서 수술을 받았다. 상행 대동맥과 주폐동맥 사이에 6 mm 굵기의 커다란 인조 혈관을 연결하는 수술이었다.

이 병은 결국 왼쪽 심실 하나만으로 살아야 하는 단심증이다. 이제는 폰탄 수술이 해결 방법이며 두 번 혹은 세 번에 나누어 수술을 하여야 된다는 것이 상식이다. 그러나 그때는 그랬다(고식적 체-폐동맥 단락술이 마지막이라고 판단한 것이리라). 아직 폰탄 수술이 덜 익숙하고 결과도 만족스럽지 못할 때였다.

아마도 아무런 치료없이 여섯 살까지 살아온 것이 놀라운 사실이었을 것이다. 또한 단숨에 폰탄 수술을 시행하기에는 적합하지 않은 임상적인 문제점들이 있었을 것이다. 아무튼 아홉 살이 다 되어 필자에게로 왔다.

1989년 여름. 볼티모어. 미국 학회에서는 단심증 환자들에게 '양방향성 상대정맥-폐동맥 문합술Bidirectional Cavopulmonary Shunt, BCS'(Fig. 2)이 매우 유용한 치료법이라는 발표들이 쏟아져 나오고 있었다.

1971년 폰탄 수술이 보고된 후 단심증 환자들의 치료에서 등장했던 새로운 문제점들에 대한 해결의 실마리가 풀리기 시작한 것이다. 즉, 영유아기에 일차 수술을 시행하고 서너 살 무렵에 폰탄 수술을 받기까지, 기다리는 동안에 일어날 수 있는 여러가지 문제점들(산소 포화도의 개선, 적정한 폐동맥 압력의 유지, 하나뿐인 심실의 보호 등)에 대한 많은 흉부외과 의사들의 고민이 해결되는 장면이었다. 사실은 상대정맥과 우폐동맥의 문합술은 이전에도 글렌 수술Glenn operation이라는 명칭으로 시행되고 있었다. 그러나 우폐동맥을 주폐동맥으로부터 분리하느냐 마느냐가 두 수술의 차이점이다(Fig. 3).

필자는 운이 좋게도 상기 학회에 참석하였고, 귀국 후 마침 이 환자를 보게 된 것이다. (국내 최초로 BCS를 시행하여, 이 환자를 포함한 10례의 결과를 1989년 12월 세종의학 잡지에 보고하였다.)

즉각 수술을 시행했다. 기존의 인조 혈관을 제거하여 상행 대동맥과 주폐동맥을 분리하고 상대정맥과 폐동맥을 연결해 주었다. 산소 포화도는 수술 전 60%에서 수술 후 85%로 현저히 개선되었다. 그러나 이미 폐동맥 압력이 정상보다 많이 올라가 있었다. 첫 수술 시 커다란 인조 혈관을

| Fig 1 |

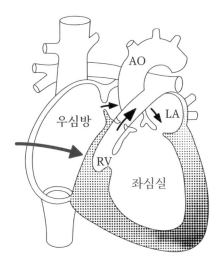

삼첨판막 폐쇄(화살표)증의 모식도.

| Fig 2 |

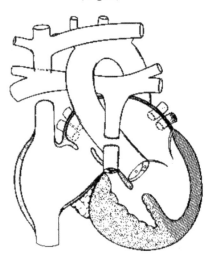

양방향성 상대정맥-폐동맥 문합술.

넣어주어 폐동맥 압력이 올라갔기 때문이다. 이대로 폰탄 수술을 한다는 것은 너무 위험했다. 폐동맥 압력이 떨어져주기를 기다렸다. 여러 차례의 검사와 토의를 거쳐 4년 후(14살)에 폰탄 수술을 시행했다. 그러나 폐동맥 압력이 높아 이 압력을 감해주는 시도Fenestrated Fontan를 포함하여야 했다(Fig. 4). 수술 후 회복 과정은 너무도 힘들었다. 높은 폐동맥 압력 때문이었다. 그러나 아이는 모든 어려움을 극복해 내었다.

　이러한 어려운 상황에도 불구하고 아이는 학업에 충실하였고, 대학 졸업 후 세무 공무원 시험에 합격하여 사회에 기어하고 있다. 이 또한 기적이 아니겠는가.

　그런데 세월이 흘러가면서 청색증이 다시 나타나기 시작했고 객혈을 하기에 이르렀다. 검사 결과 '폐동정맥루'(Fig. 5) 라는 심한 폐혈관 이상 때문에 체순환에서 허파꽈리로 혈액이 가지 못하고 중간에 새어 나가므로 산소 포화도가 낮아지고, 이를 보상하기 위해서 혈관들은 더욱 이상해지는 악순환이 발생하는 것이다. 그 결과 객혈도 하게 된 것이다. 이제 평상시 산소 포화도는 70~80% 정도에 머무른다. 좌심실 기능도 현저히 감소되었고, 심방 세동이라는 부정맥도 문제이다. 간경화도 심해지고 있다.

　그와 필자는 폰탄 수술 후 30년의 세월을 함께 겪어내고 있다.
　어디로 가는 것일까?
　아무도 가보지 못한 길이다.

| Fig 3 |

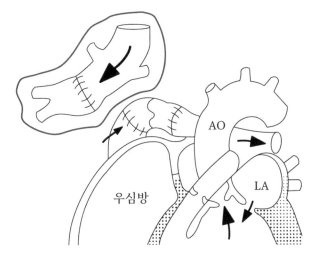

글렌 수술 (Glenn operation) 모식도
(빨강색 원).

| Fig 4 |

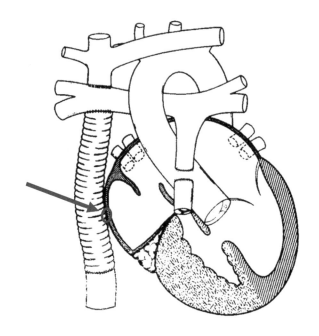

변형된(Fenestrated) 폰탄 모식도.
우심방과 도관 사이 혈액이 통하는
작은 구멍(화살표).

| Fig 5 |

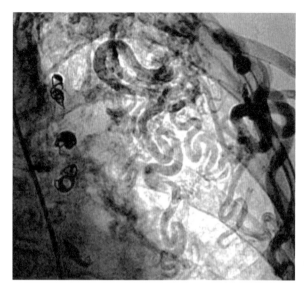

폐동정맥루.
우굴우굴한 이상 혈관들.

증례 2

그녀는 이제 50 중반이 되었다. 얼마 전까지만 해도 친정 어머니께서 늘 함께 오셨다. 필자에게 폰탄 수술을 받은 삼백 오십여 명의 환자 중 제일 나이가 많은 경우다. 진단은 다비증후군Polysplenia syndrome이면서 방실중격 결손과 폐동맥 협착을 동반한 단심증이다(Fig. 6).

스물 아홉의 나이까지 잘 지낸 편이지만 청색증을 해결하고자 수술을 받게 되었다. 일차, 이차의 준비 과정 없이 직접 폰탄 수술을 받았다. 이후 결혼하여 자녀를 낳고 행복하게 살고 있다(사실은 단심증 환자에게 임신은 너무나 큰 부담이므로 권하지 않는다). 수술 후 25년이 지난 현재도 산소 포화도는 90%를 유지하고 있다. 그러나 간경화가 심하고 판막 기능과 심실 기능이 현저히 떨어지고 있다.

환자와 가족과 치료자의 긴 세월에 걸친 동행의 결과가 항상 밝지만은 않다.

| Fig 6 |

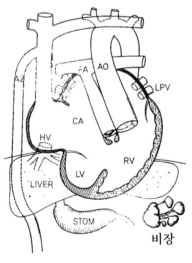

방실 중격 결손과 폐동맥 협착을
동반한 다비증후군.

무엇이 문제인가?

앞의 여러 증례에서 보았듯이 폰탄 수술 후, 여러 심각한 합병증들이 나타난다.

- 단백 상실성 위장증Protein-losing enteropathy
- 청색증의 재발
- 심실 기능 저하
- 부정맥
- 혈전 색전증
- 간 기능 저하…

우심실의 기능 없음이라는 근본적인 문제로 인한 것들이다.

그래서 처음 닥터 폰탄 자신도 이 수술을 시행하기에 앞서 10가지의 조건들을 만족시키는 경우에만 수술을 권했다. 또한 미국의 메이요 클리닉Mayo Clinic이나 텍사스 아동병원Texas Children's Hospital에서는 폰탄 수술 위험 스코어나 위험 인덱스를 개발하여 좀더 바람직한 수술 결과를 얻고자 시도하였다. 그러나 안전하다고 여겨지는 그룹의 환자들에게서도 여전히 같은 합병증들이 나타난다. 증상은 알고 있는데 그 병태 생리학적Pathophysiology 이유를 구체적으로 알기까지에는 시간이 걸렸다.

심장 MRI 검사를 이용하여 비침습적 방법으로 실시간 심박출량과 주요 장기에 대한 그 분포를 알게 되면서 이러한 증상들의 발생 이유를 설명할 수 있게 되었다. 이 중요한 내용은, 선천성 심장병을 진단하는 소아심장 전문의나, 수술하는 흉부외과 전문의가 연구한 것이 아니다. 영상의학과 전문의 유시준 선생님이 밝혀낸 것이다(Yoo SJ et al. Korean J Radiol. 2019 Jul;20(7):1186-1194).

- 폰탄 수술 후 심박출량은 감소한다.
- 복부 장기, 특히 간과 장으로 가는 혈류량이 감소한다.
- 특히 변형된fenestrated 폰탄 수술 후 심하다.
- 그 누적된 악영향이 높은 중심정맥 압력과 더불어 여러 증상을 만든다.
- 이러한 변화는 수술 직후부터, 지속적으로, 모든 환자에게 일어난다.

어찌해야 할까?

앞에서 살펴본 여러 증례를 돌이켜보면, 단심증 환자들이 운동 능력은 다소 떨어지더라도, 산소 포화도가 낮음에도 불구하고, 인지능력은 훌륭히 유지할 수 있다는 사실을 눈치챌 수 있다. 산소 포화도를 90% 이상 유지하기 위해서는 폰탄 수술이 필요하다. 그러나 여러 치명적인 합병증을 피할 수 없다는 사실이 생리학적으로 밝혀졌다. 그렇다면 산소 포화도를 약간 낮게 유지하더라도 다른 장기에 손상을 주지 않는 범위 내에서 시행할 수 있는 방법은 없는 것일까?

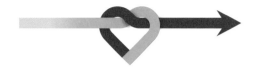

도전

증례 1

젊은 아기 아빠가 혼자 자료를 들고 진료실을 찾았다. 밝지 않은 표정에 신중한 말씨로 조심스럽게 물었다.

"우리 아기가 양심실 교정 수술을 받을 수 있을까요?"

아기의 병에 대한 공부를 많이 한,
예사롭지 않은 질문이었다.

아기는 산전 초음파 검사에서 심장에 이상이 있다는 것을 알고 태어났단다. 대혈관 전위, 심실 중격 결손, 심방 중격 결손, 폐동맥 판막 협착 그리고 동맥관 개존이라는 조합의 선천성 심장병이었다(Fig. 1). 아주 드문 병은

| Fig 1 |

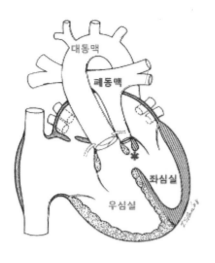

대혈관 전위에 심실 중격 결손과 폐동맥 협착
(별표)이 동반된 모식도.

| Fig 2 |

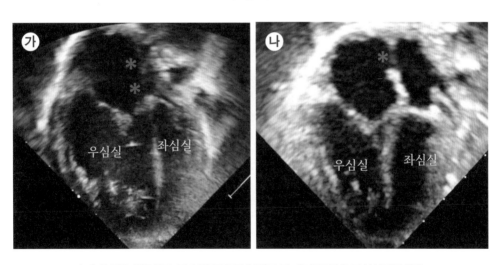

가. 출생 직후 심초음파. 큰 심방 중격 결손(별표 두 개)과 좀 작은 좌심실이 관찰됨.
나. 심방 중격 결손 크기를 줄이는 개심 수술 이후 10주째 심초음파.
　　작아진 심방 중격 결손(별표)과 크기가 회복되어가는 좌심실이 관찰됨.

아니며 태어나면 흔히 라스텔리Rastelli류의 수술로 양심실 교정이 가능한 병이다.

그러나 출생 후 시행한 검사에서는 심실 중격 결손이 없었다. 게다가 승모판막이 작고(Z-value, -3.6) 좌심실도 같이 작았다.

상황이 바뀌어 매우 드물고 어려운 병이 된 것이다.

아무튼 동맥관 개존이 막히기 전에 체-폐동맥 단락술은 필요한 상황이다. 그곳 병원에서 출생 4일 만에 인공 심폐기 가동 하에 체-폐동맥 단락술을 잘 받았다. 문제는 승모판막과 좌심실에 대한 판단이었다. 만약에 이 둘이 매우 작다면 좌심실을 사용할 수 없는 '단심증'이 되는 것이다. 그 병원에서는 단심증으로 판단을 내리고, 이러한 환아들에게 필요한 이차 수술(양방향성 상대정맥-폐동맥 단락술)을 권유한 것이었다.

스마트한 부부는 '열공' 했으리라. 그리고 '폭풍 서치' 끝에 필자를 찾은 것이다.

자료를 다시 살펴봤다. 좌심실과 승모판막은 좀 작고, 심방 중격 결손이 매우 컸다. 따라서 폐순환을 거쳐 좌심방으로 돌아온 혈액이 좌심실 내로 들어가기보다는 우심방으로 쉽게 넘어 가는 구조였다(Fig. 2-가). 당장의 좌심실 크기는 작지만, 폐동맥 협착이 있어 좌심실 내 압력은 높으므로 근육량은 충분하다. 따라서 좌심실로 들어오는 혈액량을 늘려주어 좌심실이 더 커질 수 있다면, 좌심실 본연의 기능을 할 수 있을 것 같았다. 심방 중격 결손 사이즈를 줄여주면 이런 변화를 기대할 수 있다고 판단했다. 그렇게만 된다면 두 개의 심실을 모두 사용할 수 있는 수술이 가능하겠다!

"시도해 볼 수 있겠습니다."

그렇게 우리의 도전은 시작되었다.

아기는 필자에게로 와 백일도 되기 전에 심방 중격 결손을 줄여주기 위한 두 번째 개심 수술을 받았다.

정해진 결손의 크기는 알려진 바 없다. 합당한 크기를 찾고 그 변화에 적응하느라 폭풍 같은 중환자실과 수술장을 두어 번 오간 끝에 아기의 상태는 안정을 찾았다.

수술 후 10주가 된 시점에 승모판막은 정상 범위에 근접할 정도까지 자랐고(Z-value, -1.45), 좌심실도 합당한 모습으로 변했다(Fig. 2-나). 한편 폐동맥 판막 전후 압력 차가 많이 올라가(60 mmHg → 85 mmHg) 더 이상 기다릴 수 없이 다음 수술이 필요한 상태가 되었다.

양심실 교정술이 시행되었다.

우심실에 연결된 앞쪽의 대동맥은 관상동맥을 포함하여 뒤쪽 좌심실로 옮겨 붙여주고, 뒤쪽 폐동맥은 앞쪽 우심실에 연결해주는, 쉽지 않은 수술이었다(Nikaidoh procedure, Fig. 3).

다행히 아이는 순조롭게 회복되었다(Fig. 4). 무럭무럭 자라 이제 다섯 살이 되었다. 장난기 어린 아이의 인사와 함께 진료실을 나서는 세 식구의 얼굴이 환했다.

그들의 도전은 성공한 것이다.

| Fig 5 |

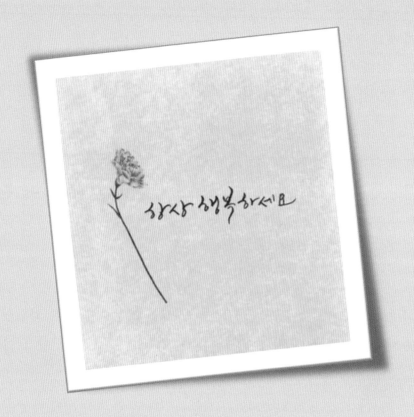

아이 엄마의 손 편지

"아직도 아이 아비가 면담 후, 좀처럼 그런 사람이 아닌데, 흥분된 목소리로 우리 아이 양심 교정 가능할 수 있다며 전화 통화했을 때가 떠오릅니다. 임신하고 … 마음 편히 지내본 적이 없었습니다. 슬프고 절망적이고 … 이렇게 일상으로 돌아와서 … 행복합니다."(Fig. 5)

서동안 교수님 ~ ♡

안녕하세요. ▨▨▨ 엄마입니다.
처음 교수님 뵐때도, 수술 전후에도 항상
우는 모습만 보여드린거 같습니다.
여긱도 ▨▨ 애버가 교수님 처음 면당후
종처럼 그런 사람이 아선데, 동분된 목소리로
    이 앙성교정 개능할 수 있다며,
전화통화했울때가 떠오릅니다.. 눈에 선합니다.
임신하고 알게 되었을때부터 마음편히 지내
본적이 없었습니다. 눈크고 절망적이고..
그런 시간들이 있습니다.

여긱 ▨▨ 애를 잘 키뤄야 하고, 앞으로 또
잘 헤쳐나갈 일이 있겠지만, 여렇게 멀쩡으로
    돌어와서 살수 있게 해주셔서 진성으로
    감사드립니다. 건상하시고, 새해복 많이
받으십시오. 교무님과 함께할며
                       행복낳습니다

| Fig 3 |

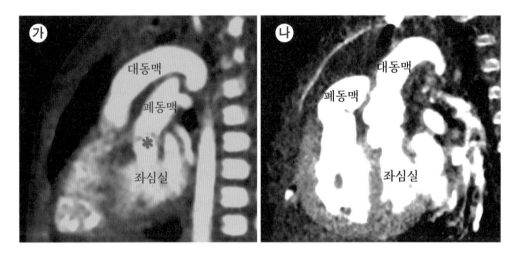

가. 수술전 CT. 폐동맥 판막하부 협착(별표).
나. 대동맥 근위부 치환술(Aortic root translocation) 직후 CT.

| Fig 4 |

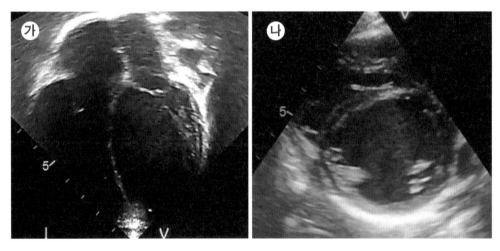

대동맥 근위부 치환술 3년 뒤 심초음파. 좌심실의 크기와 수축 기능 정상.

증례 2

막 태어난 아기는 인공호흡기를 필요로 했다. 심실 중격 결손이 없는 폐동맥 폐쇄Pulmonary Atresia, Intact Ventricular Septum라는 청색증이 심한 선천성 심장병을 가지고 있었다(Fig. 6).

동반된 동맥관이 막히면 살아남을 수 없다. 따라서 인공호흡기로 도와주면서 동맥관을 유지하는 약을 지속적으로 주사하게 된다. 그리고 주어진 짧은 시간 안에 좀더 안정적인 산소 포화도 확보를 위한 치료를 하여야 한다.

통상적으로는 체-폐동맥 단락 수술을 한다. 이때 인조혈관을 사용하는데, 그 크기가 제한적이고 특히 체중이 작은 아기들에게는 위험할 수 있다.

또한 이 병에서 우심실의 크기도 문제인데 아주 작은 경우부터 충분히 큰 경우까지 매우 다양하며 그에 따라 양심실 교정이 가능하기도 하고 단심증 수술(폰탄)로 가기도 한다. 이 아기의 삼첨판막 크기는 작아서(Z-value, -3.5) 이대로는 우심실을 사용할 수 없다. 따라서 초기 치료 시에 폐쇄된 폐동맥과 우심실 유출로를 열어주어 우심실 압력을 낮춰 줌으로써 우심실이 자랄 여지를 주는 것이 매우 중요하다. 이를 위해 시술로 풍선 확장술을 할 수도 있고, 개심 수술로 목표에 이를 수도 있다.

이 두 가지 치료법을 동시에 혹은 순차적으로 시행할 수도 있다. 아무튼 두 가지 목적을 한꺼번에 안전하게 달성하는 것이 최선이다.

이 환아의 경우 소아심장 과에서 일차 풍선 확장 시술을 시도하였으나 성공하지 못했다. 그리하여 새로운 방법을 적용하기로 했다.

출생 후 9일, 인공 심폐기 가동 하에 원위부 폐동맥을 열고 우심실 내부로

| Fig 6 |

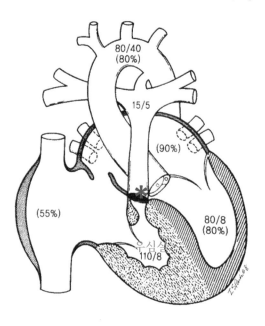

폐동맥 폐쇄(별표). 매우 작은 우심실이 관찰됨

| Fig 7 |

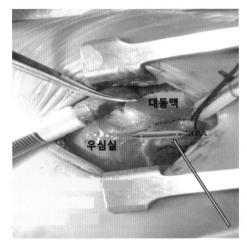

인공 심폐기 가동 하에 주폐동맥을 통해 우심실
내에 거치된 스텐트(화살표).
우심실 유출로 Hybrid stent.

스텐트를 삽입/확장하여 두 마리 토끼를 잡을 수 있었다(우심실 유출로의 하이브리드 스텐트, Fig. 7).

생후 13개월까지 무사히 자라서 스텐트를 유지한 채Pulsatile, 양방향성 상대정맥-폐동맥 문합술BCS을 시행하였다.

생후 두 돌 반에 스텐트를 제거하면서 우심실 내부를 좀더 확실히 넓혀 주고, 심방 중격 결손을 막아 주었다. 즉 하나 반(1.5) 심실 상태가 된 것이다.

현재 삼첨판막 크기는 자랐고(Z-value, -1.45), 산소 포화도는 90% 정도 유지하고 있다. 폐동맥 판막이 없다는 사실이 팔로4징과 흡사한 상태이지만, 그것은 차차 해결하면 되는 어렵지 않은 문제이다.

중학생이 된 이 아이의 우심실 발육 플랜은 성공한 것이다.

@ 모든 지혜를 다하여

두 증례 모두 단심증으로 운명이 결정될 수 있는 선천성 심장병이었다. 그러나 다행히 첫 번째 증례는 좌심실이, 두 번째 증례는 우심실이 자라주어서, 양심실을 쓸 수 있게 되었다. 양심실을 확보하려는 간절한 바람과 의료진의 도전이 결실을 맺은 것이다.

첫 번째의 경우, 이와 유사한 시도가 보스턴 아동병원에서 보고된 적은 있으나, 이 아이의 경우와 일치하는 조합에서 좌심실 발육을 위한 수술 성공은 보고된 바 없다. 세계 최초로 보고된 증례이다(Fig. 8).

두 번째의 경우, 개심 수술 하에 한 번의 스텐트 삽입으로 두 가지 목표를 달성한 새로운 방법의 제시였다.

이러한 시도가 항상 성공하는 것은 아니다. 또한 모든 탄생이 정상 심장을 가지고 오는 것도 아니다. 오히려 그렇기 때문에 도전은 계속될 것이다.

어디에선가,

누군가에 의해서,

바른 목표the right thing를 향해,

그 과정도 올바르게the thing right 수행되도록,

모든 지혜를 다하여.

| Fig 8 |

European Journal of Cardio-Thoracic Surgery 2022, 62(5), ezac474
https://doi.org/10.1093/ejcts/ezac474   Advance Access publication 23 September 2022

CASE REPORT

Cite this article as: Seo DM, Cho H-H, Shin HJ, Yang HS. Left ventricular rehabilitation in an infant with transposition of the great arteries, intact ventricular septum, pulmonary stenosis and small left ventricle. Eur J Cardiothorac Surg 2022; doi:10.1093/ejcts/ezac474.

Left ventricular rehabilitation in an infant with transposition of the great arteries, intact ventricular septum, pulmonary stenosis and small left ventricle

Dong Man Seo [a], Hyun-Hae Cho [b], Hong Ju Shin [c] and Hyun Suk Yang [d,*]

[a] Cardiothoracic Surgery, Ewha Womans University Seoul Hospital, Seoul, Korea
[b] Radiology, Ewha Womans University Seoul Hospital, Seoul, Korea
[c] Thoracic and Cardiovascular Surgery, Korea University Ansan Hospital, Ansan, Korea
[d] Cardiovascular Medicine, Konkuk University Medical Center, Seoul, Korea

* Corresponding author. Konkuk University Medical Center, 120-1, Neungdong-ro, Gwangjin-gu, Seoul 05030, Korea. Tel: +82-2-2030-7519; e-mail: yang.hyun@ku-h.ac.kr (H. Yang).

Received 19 May 2022; received in revised form 2 August 2022; accepted 20 September 2022

Abstract

We report the case of successful biventricular repair after left ventricular rehabilitation in an infant with transposition of the great arteries with an intact ventricular septum, pulmonary stenosis, a large atrial septal defect and a borderline small left ventricle (mitral annulus z-score: -3.6). This baby presented to us at 2 months of age after having a modified Blalock-Taussig shunt at another hospital. We restricted the atrial septal defect with the child on cardiopulmonary bypass. Ten weeks later, the mitral annulus z-score increased to -1.5, and the transpulmonary peak pressure gradient increased to 87 mmHg. Subsequently, we performed the aortic root translocation. The patient is currently an active 4-year-old boy.

Keywords: Transposition of the Great Arteries · Pulmonary Stenosis · Small Left Ventricle · Rehabilitation · Aortic Root Translocation

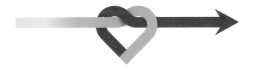

초등학교 선생님

증례 1

"저 학교 발령이 났어요. OO 초등학교로요."

아이가, 아니 숙녀가 된 아이가 꽃을 들고, 꽃보다 아름다운 미소로 진료실에 들어서자 진료실은 축하 무대가 되었다.

"브라보~
꽃다발의 주인공은 바로 너야!"

23년 전 아이는 복잡 선천성 심장병을 가지고 태어났다. 기능적 단심실, 대동맥 축착증, 대동맥 판막 하부 협착이라는 고약한 조합의 구조였다(Fig. 1). 태어난 지 19일째 첫 번째 수술을 받았다. 대동맥 궁을 재건해주고 폐동

| Fig 1 |

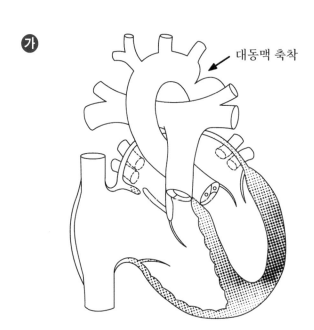

가

대동맥 축착

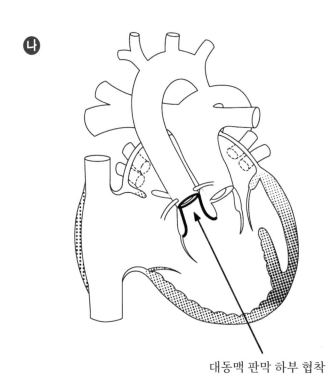

나

대동맥 판막 하부 협착

맥 밴딩을 추가해주는 수술이었다. 말은 간단하지만 아기의 심장이 스스로 싸우고 적응해가는 이 시간은 진짜 살벌한 전투였다. 전투는 승리로 끝났고, 두 번째 수술은BCS 생후 9개월에 시행되었다.

세 번째 수술인 폰탄Fontan 수술은 생후 세 살 반 무렵에 시행되었다. 그러나 대동맥 판막 하부 협착이 진행되어 네 번째 더 개심 수술을 필요로 했다. 이 모든 힘들고 두려운 과정을 자그마한 아이는 얌전하게 견뎌내었다.

그런데 사춘기를 지날 무렵부터 일년에 한 두어 차례 진료를 하면서 이야기를 나누어 보니 그녀의 가슴 속에는 뜨거운 열정이 자리하고 있었다.

"화공학과 지원할 거예요."

그렇게 대학 생활을 하면서 아이는 그 열정을 다스려, 이제 다음 세대의 아이들을 가르치는 선생님이 된 것이다.

이즈음 우리 사회가, 교권이 도전 받는 잘못된 분위기로 오염된 와중에서도 아이는 성숙한 자아를 찾아가고 있었던 것이다.

얼마나 기특한 일인가! 축복받아야 마땅한 일이다!

… 선생님께 수술을 받았던 조그만한 아이가
어느덧 성인이 되어 아이들을 가르치는 선생님이 되었습니다.
제가 이렇게 훌륭하게 잘 자랄 수 있었던 것은 …
저에게 주신 소중한 삶을 저 또한 의미 있게 베풀며 살아가도록 하겠습니다.
건강하게 오래오래 뵈었으면 좋겠습니다:) (Fig. 2)

'그래 모두 건강하게 오래오래 보도록 하자'

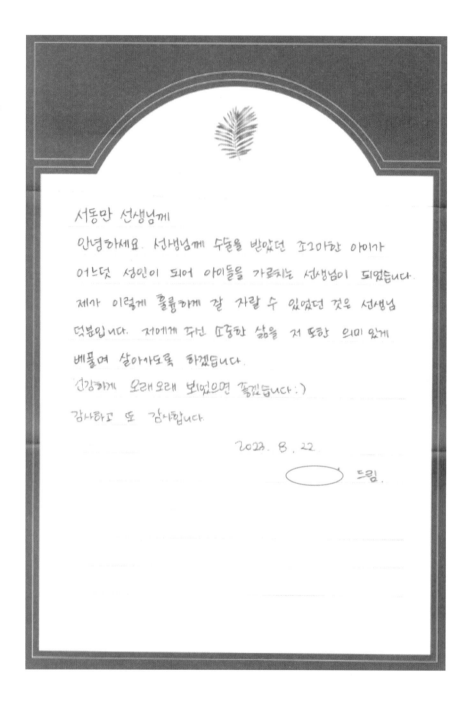

서동만 선생님께

안녕하세요. 선생님께 수술을 받았던 조그마한 아이가
어느덧 성인이 되어 아이들을 가르치는 선생님이 되었습니다.
제가 이렇게 훌륭하게 잘 자랄 수 있었던 것은 선생님
덕분입니다. 저에게 주신 소중한 삶을 저 또한 의미 있게
베풀며 살아가도록 하겠습니다.
건강하게 오래오래 보였으면 좋겠습니다 :)

감사하고 또 감사합니다.

2023. 8. 22

○○○ 드림.

증례 2

"○○가 초등학교 선생님이 됐어요!"

아이 아빠의 목소리는 가늘게 떨리고 들떠 있었다. 이제 미국 시민인 아이는, 미국 초등학교 선생님이 되어 필자에게 기쁜 소식을 전하게 된 것이다.

사연은 이렇다.

늦둥이로 조금 일찍(35주) 태어난 아이는 신생아 중환자실에 누워 있었다. 뇌 출혈이 상당하여 위험한 상태에 있었으며, 설상가상으로 복잡한 선천성 심장병을 가지고 있었다. 대혈관 전위, 심실 중격결손, 대동맥 축착, 정상 이하의 작은 우심실TGA, VSD, CoA, small RV, 뒤집어진 심장dextro-cardia 등의 어려운 조합이었다. 심각한 뇌와 심장의 문제가 겹쳐 당장 손을 쓸 수가 없었다.

생후 4주 째에 첫 수술이 시행되었다.

통상 좌측 개흉을 시행하지만 좌우가 뒤집어진 심장 위치로 인해 우측 개흉을 해야 했다. 우선 동맥관이 막히기 전에 좁은 대동맥 축착 부위를 해결하고 폐동맥 밴딩을 해주었다. 이후 한달 동안 밤 낮으로 아기는 신생아 중환자실에서 태풍 속의 촛불처럼 아슬아슬한 순간들을 넘겼다.

생후 10주 째에 2차 수술을 받았다.

정중 개흉 하에 인공 심폐기를 사용하여 양방향성 글렌 술식BCS 폐동맥 밴딩 재조절이 시행되었다. 아기의 폐를 보호하며 안정적인 산소 포화도를 유지하여 조금 더 키우면서 심장의 복합적인 문제에 대한 방향 설정을 위함이다.

다행히 아기는 뇌와 심장의 큰 고비들을 넘겨 다섯 살이 되었다.

이때 세 번째 수술을 시행하였다.

단심실 심장이냐 양심실을 갖는 심장이냐 의 중간으로 '하나 반'(1.5) 심실로 가는 시도를 하기로 하였다. 동맥 치환술과 심실 중격 결손 봉합을 해주면서 양방향성 글렌 술식은 유지하는 것이다. 이때 주 폐동맥을 만들어 주기 위해 인조 혈관(16 mm GoreTex graft)의 사용이 필요했다.

(아이가 무사히 지라 초등학교에 가아 될 무렵, 자식에게 최고의 배려를 해주고 싶은 간절한 심정에서 아이의 부모님은 온 가족의 미국 이민을 결정하였다).

열네 살이 된 아이는 네 번째 개심 수술이 필요했다.

이전에 사용했던 인조 혈관의 크기가 상대적으로 작아지고 우심실 유출로가 좁아졌기 때문이다. 인공 심폐기 가동 하에 인조 혈관을 더 큰 것으로 바꿔 주면서 우심실 유출로를 확장해 주어야 했다. 이민 간 후 7~8년 동안은 그곳에서 세계적인 소아 심장의 대가 닥터 창Dr. A. Chang이 아이의 문제점들에 대해 필자와 연락을 주고받으며 아이를 돌봐 주었다. 수술을 한국에 돌아가서 받겠다고 하니 닥터 창이 필자와 우리 소아과 박 교수님을 부러워했다.

다른 환자들은 문제가 있으면 미국에 와서 수술 받기를 원하는데, OO네는 자신이 열심히 지켜 주었건만 수술은 한국에 돌아가서 받는다고.

"ㅎㅎㅎ"

그렇게 자란 아이는 의사가 되기를 간절히 원했다. 그리하여 대학을 마친 후 두 주일 동안 필자가 일하는 병원에 와서 필자와 온종일 함께 생활하면서 자신을 가늠해 보았다.

몸이 마른 편인 이 청년은 미국으로 돌아가 근육 만들기Body building를 더욱 열심히 하면서 몸과 마음을 닦아 드디어 선생님이 되는 길을 택한 것이다.

긴 세월 동안 아이와 부모님의 노고를 돌이켜 보는 필자의 가슴도 뜨거워졌다.

"○○야 축하한다!
건강하거라!"

쌍둥이 자매

자매, 엄마, 그리고 외할머니 이렇게 네 사람이 손을 잡고 진료실에 들어선다. 부리부리하게 커다랗고 까만 눈망울만 보아도 삼 대가 복사판이라는 것을 쉽게 짐작할 수 있다.

일란성 쌍둥이인 아이들이 커가면서 자매 중 하나는 병원에 오지 않는다. 병이 없기 때문이다.

이어서 바쁜 엄마가 빠지고, 할머니와 한 아이가 병원을 오간다. 드디어는 다 큰 아이 혼자서 병원 나들이를 한다.

일란성 쌍둥이인데 이 아이만 선천성 심장병을 가지고 태어났기 때문이다. 단일 우심실, 양대혈관 우심실 기시, 폐동맥 협착이라는 청색증이 있는 '기능적 단심증'이었다. 태어난 지 7개월에 첫 심장 수술을 받았고, 세 돌 무렵에 마무리 '폰탄 수술'을 받았다.

그러나 외견상 두 아이는 누가 심장 수술을 받았는지 전혀 알아차릴 수 없을 만큼 완벽한 일란성 쌍둥이로 무럭무럭 잘 자라 주었다. 게다가 아이들은 큰 눈망울처럼 호기심도 많고 매사에 열심이었다. 서로 치열한 경쟁과 노력 끝에 드디어 한 아이는 치의학전문대학에 또 한 아이는 약학전문대학에 척 붙었다.

온 식구들이 얼마나 기뻤겠는가? 두 배 아니 세 배로!!!

"저 올해 졸업하고 미국 대학원에서 입학 허락 받았어요.
'수학적 모델을 이용한 신약 개발에 대하여'라는 주제까지 정해졌어요."

(장하다!)

이제 아이의 표정에서 깊이와 더불어 여유까지 느껴졌다.

보지 않아도 알 수 있다. 개원의로서 바쁜 아빠, 엄마, 그리고 발이 닳도록 아픈 손주를 돌보아 주신 할머니의 안도와 기쁨이 어떠할지.

(축하 축하!!)

아이와 제법 진지한 대화를 이어갔다. 본인의 병에 대하여, 그리고 앞으로 마주하게 될 문제점들에 대하여.

학업의 깊이가 더 할수록 아이는 자신의 몸에 대한 이해와 **자애自愛**를 넓혀 갈 것이다.

이 증례의 의미는?

일란성 쌍둥이에서 매우 복잡한 심기형을 가진 아이와 정상 심장을 가진 아이 사이의 성장, 발육에 아무런 차이가 없었다는 생생한 증거이다. 최소한 태아 시기에 심장의 문제가 뇌 발육에 영향을 크게 미치지 않았으며, 출생 후 적절한 수술이 충분한 역할을 했음을 알 수 있다.

물론 단심실을 가지고 살아가는 경우에 세월이 가면서 앞에서 살펴보았듯이 여러 문제들이 발생할 수 있다. 따라서 체력적인 면에서 뒤질 수는 있다. 그러나 심실이 하나뿐이라고 해서 아이들의 전체적인 능력을 섣불리 판단할 수 없는 것이다.

그저 우리는 창조자의 충실한 도구로써 그 소임을 다할 뿐.
(그렇다고 아직 우리 앞에 주어진 숙제는 끝나지 않았다.)

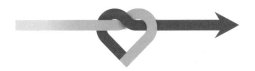

갈림길 1 : 좌심 형성부전 증후군

증례 1

붙임성이 좋은 아이는 일년에 두어 번 진료를 올 때마다 이야기 보따리를 풀어 놓는다.

"엄마가 라면을 많이 못 먹게 해요."

(부종이 있어서 짠 음식을 피하기 위해서인데……)

"형이 엄마 안 볼 때 못살게 구박해요."

(병치레를 하는 동생에 대한 엄마의 강력한 편애 때문 ㅎㅎ)

"반장 선거에 나갔는데, 다른 애들이 일곱 명이나 같이 나왔어요!"

(꼭 반장이 되고 싶음!!)

"중학교가 싫어요."

| Fig 1 |

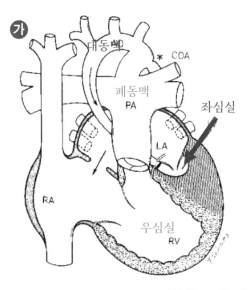
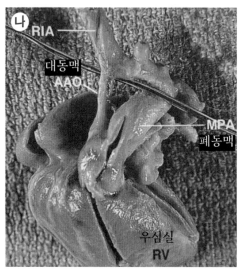

좌심 형성부전 증후군.
가. 모식도: 매우 작은 좌심실.
나. 부검 표본: 매우 작은 상행 대동맥.

| Fig 2 |

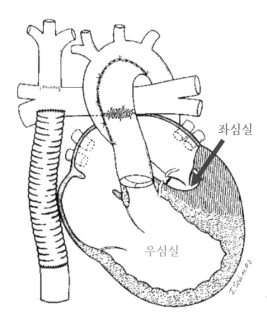

폰탄 수술 모식도.

(왜~애?)

"초딩 때보다 집에서 멀어져서요."

(진단서 내고 근거리 배정을 못 받았니?)

"받았어요. 친구랑 떨어져서 싫어요."

(누군데?)

"OOO"

(여자 친구?).

빙그레.

(잘 될 거야~~ ㅎㅎ 귀여운 것)

모든 것을 털어 놓고 나면 마지막으로 필자와 인증 샷 하나, 그리고 명랑하게 집으로.

아이는 좌심 형성부전 증후군(Fig. 1)이라는, 단심증 중에서도 가장 끄트머리에 해당하는 복잡 선천성 심장병을 가지고 태어났다.

이 병에 대하여,

생후 일주일에 긴급한 폐동맥 밴딩 수술,

생후 두 달에 폰탄 수술을 위한 일차 수술,

생후 네 달에 이차 수술(양방향성 상대정맥-폐동맥 문합),

이어서 세 돌 직전에 폰탄 수술(Fig. 2)을 받음으로써 계획된 치료가 일단락되었다.

그런데 폰탄 수술 후 7개월 만에 단백 상실성 위장증Protein-losing enteropathy이 발생하였다. 너무도 일찍 치명적인 합병증이 온 것이다. 설사를 심하게 하고, 얼굴은 붓고, 배는 불러오고……

혈액 속 단백질이 장내로 빠져나가 단백질과 칼슘 수치가 떨어지면서 이러한 증상들이 나타나며, 차차 면역기능이 저하되므로 감염에도 취약하게 되어, 결국 치명적인 상황에 이르게 되는 합병증이다. 여러 가지 약제들을 복용하고, 칼슘과 알부민 주사로 보충해 주며 경과를 보게 된다.

반응이 없으면 헤파린을 피하주사로(당뇨 환자들이 인슐린을 맞듯이) 꾸준히 투여하기도 한다. 이 어린 것에게 수 없이 많은 주사를 놓아야 하니 옆에서 보는 부모 마음은 어떠했겠는가. 드디어 아이 엄마는 용기를 내어 자격 시험에 도전하여 스스로 아이의 주사를 감당하기에 이르렀다.

그렇게 무려 3년 동안, 교과서에 실려있는 모든 방법을 시도했으나 증상은 좋아질 기미가 없었다. 국립장기이식관리센터KONOS 심장 이식 대기 명단에 등록을 했다.

기회가 오려나? 절망적인 심정이었다.

그러던 중, 합병증이 나타난 지 3년 6개월 만에 혈액 단백질 수치가 오르기 시작했고, 증상들이 좋아졌다. 드디어 초등학교에 입학도 할 수 있게 되었다.
(이 반전을 어떻게 설명할 수 있을까?)

그렇게 해마다 찍는 아이와 필자의 인증 샷은 쌓여가고 있다.

증례 2

세 돌이 막 지난 아이는 이미 모 대학병원에서 폰탄 수술까지 받은 후였다.
좌심 형성부전 증후군으로 태어나

　　　생후 5일에 일차 수술Norwood operation,

　　　생후 6개월에 이차 수술(양방향성 대정맥-폐동맥 문합술),

　　　생후 2년 6개월에 폰탄 수술과 삼첨판막 성형술,

　　　생후 2년 8개월에 인공 심박동기 거치술을 차례로 받았으나,

심실 수축력이 20% 미만의 심한 심부전 상태로 필자에게 왔다.

중환자실로 입원하여 국립장기이식관리센터 등록과 동시에 심장 이식에
필요한 검사들을 하던 도중 심정지가 발생하였다. 다행히 심폐 소생술에 반응
하였으나 에크모(심-폐기능 보조 장치)에 의존한 채로 연명하게 되었다(Fig. 3).

(이렇게 작은 아이에게 가슴을 열지 않고 목에 있는 혈관을 통해 에크모를
구성할 수 있는 도관도 마지막이었다.)

세 돌이 막 지난 체중 12 kg 아이가 심장 이식을 받을 수 있는 확률은
얼마나 될까?

아무도 모른다.

그런데 기적적으로 일 주일만에, 나이 27세, 체중 52 kg, 같은 혈액형을
가진 뇌사자가 나타났다. 체중 차이가 4배 이상으로 수술 수기 상 성공을
장담할 수 없었다.

그러나 필자가 이미 공여자와 수혜자 사이의 체중 차이가 큰 경우의 심장

| Fig 3 |

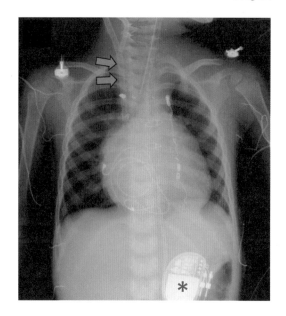

심장 이식 수술 직전. 인공 심박동기(별표)와 인공심폐보조장치 (ECMO) 거치 상태: 동맥관 (빨강 화살표), 정맥관(파랑 화살표).

| Fig 4 |

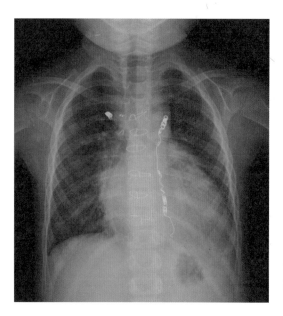

심장 이식 수술 5개월째(성인 심장이 환아에게 적합한 크기로 적응됨).

이식에 대한 수술 결과를 학회지에 보고한 바 있었다. 보호자에게 이러한 정황들을 설명하고 심장 이식 수술에 들어갔고, 성공적으로 마칠 수 있었다 (Fig. 4).

이제 아이는 중학교에 다니고 있다.

이식 수술 후 종종 발생하는 것으로 알려진 림프암 치료를 비롯한, 그간에 있었던 긴 이야기를 어찌 다 할 수 있을까?

그저 감사할 따름이다.

증례 3

아이는 이제 스물 다섯이다. 좌심 형성부전 증후군을 가지고 태어났다. 생후 보름이 지나 일차 수술(통상적인 Norwood operation)을 받았다.

중환자실에서의 회복은 더디었고 기관 절개까지 받아야 했다. 그러나 결국 길고 긴 싸움을 이겨냈고, 생후 14개월에 이차 수술, 생후 네 돌 무렵에 폰탄 수술까지 받았다.

나행히 이후에는 조기 간경화 소견 외에는 별나른 합병증 없이 살 커서 학업에 충실하면서 조기 축구 모임에도 열심히 나간다고 한다. 아마도 국내에서 좌심 형성부전 증후군으로 폰탄 수술을 받은 가장 고령(?)의 친구 중 하나일 것이다.

걱정스러운 합병증도 특별히 보이지 않으면서.

단백 상실성 위장증(Protein-losing enteropathy)이란?

폰탄 수술 후 어쩔 수 없이 처하게 되는 '우심실 부재'로 인한 결과이다.

우리 몸의 중심 정맥 혈류가 낮은 우심방 압력(<5 mmHg) 대신에, 높은 폐동맥 압력(30/15 mmHg)에 직접 지속적으로 노출되므로 장 림프액 순환에 문제가 생겨, 장 점막이 붓고, 혈액내 단백질이 장내로 빠져나가기 때문에 생기는 현상이다. 병태 생리학Pathophysiology적으로는 폰탄 수술을 받은 모든 환자에게 똑같이 주어지는 상황이나, 실제로 증상이 나타나는 경우는 약 2.5~10%로 알려져 있다. (마치 국내 코로나 바이러스 확진자는 3,261 만 명이나 치명률은 0.1% 인 것처럼.)

앞선 연재들에서 정상 심장은 두개의 심실을 가져야 하며, 특히 좌심실의 형태학적인 특징이 중요함을 강조했던 것을 감안하면, 구조적으로 취약한 우심실 하나만으로 기능하는 심장의 상황에서, 단백 상실성 위장증의 발생 빈도는 높다고는 할 수 없다. 그러나 일단 증상이 나타나면 위험은 매우 크다. 앞에서 살펴본 환자들의 경우에서 증상의 발현은 각각 수술 후 12년, 수술 후 7개월 만에 나타난 것처럼, 그 발생을 수술 후 경과 기간이나 해부학적 차이점으로 명확하게 설명할 수 없다. 또한 치료에 대한 반응도 다르다.
즉 우리가 이러한 합병증에 대해서 더 알아내야 하고 고민해야 되는 여지가 남아있는 것이다.

아울러 근본적 문제인 '우심실 부재'라는 상황을 어떻게 넘어서야 할 지가 흉부외과 의사에게 주어진 커다란 숙제이다.

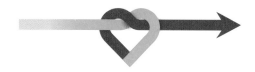

갈림길 2 : 무비증후군

증례 1

젊은 아기 엄마는 자신의 수술 통증을 느낄 겨를이 없었다. 어둡고 멀고 힘든 시간을 지나 아기를 낳은 지 2주만에, 감염성 심내막염으로 인한 승모판막 폐쇄부전증이 심해 심장 수술을 받았다. 임신과 출산, 심장 수술까지 너무나 위험한 순간들이었다.

그런데 태어난 아기는 더욱 심각하여, 매우 복잡한 선천성 심장병을 가지고 있었다. 무비증후군Asplenia syndrome에 삼첨판막 폐쇄, 폐동맥 협착, '총폐정맥 환류이상'이라는 단심증이었다. 아기도 태어난 지 한달 만에 '총폐정맥 환류이상'을 해결하기 위한 일차 개심 수술을 받았다.

갓 태어난 아기와 산모가 산고의 아픔을 잊고 서로의 따뜻한 가슴을 느껴보기도 전에, 똑같이 가슴에 심장 수술의 상처를 안고, 같은 시간과 공간에 누워있다니. 너무 가혹한 시련이었다.

그럴수록 산모는 더욱 강해졌고 빠르게 회복하였다.

그러나 아기의 청색증은 점점 깊어만 갔다. 출생 7개월에 아기는 다시 개심수술을 받아야 했다. '양방향성 상대정맥-폐동맥 문합술Bidirectional Cavopulmonary Shunt, BCS'이라는, 단심증 환아들이 폰탄 수술을 받기 전에 거쳐야 하는 과정이었다.

이후에도 추가로 승모판막 폐쇄부전, 심실 기능 저하, 폐동맥 저항 상승 등의 문제점들이 나타났다. 이러한 여러 위험 요소들을 가지고 있어, 폰탄 수술까지 기다릴 수 없을 뿐 아니라 수술을 하더라도 그 결과는 바람직하지 않을 매우 위험한 상태였다.

여러 번의 검사와 토의 끝에 심장 이식에 희망을 걸어 보기로 했다. 다행히 일 년의 시간이 경과한 시점(출생 후 21개월)에 공여자가 나타나 심장 이식 수술을 받을 수 있었다.

공여자는 생후 12개월로 환자보다 더 작은 아기였다. 심장 이식 수술 후에도 4일 동안 에크모라는 심폐 보조 장치의 도움이 필요했다. 그러나 공여자의 작은 심장은 4일 만에 환아의 몸에 적응하여 새로운 삶을 가능하게 해주었다. (이 역시 기적이 아닐까?)

아이는 이제 중학생이 되었다.

행간에 묻기에는 너무도 많은 절망과 기적의 순간들이 이어졌었다.

증례 2

작고(3퍼센타일 이하) 가냘픈 아이는 늘 얼굴에 불편한 기운을 띠고 우는 소리를 많이 한다. 진료실에는 엄마, 아빠, 동생까지 네 식구가 항상 함께 들어온다.

태어나 8살이 되기 전에 이러저러한 수술을 여섯 차례나 받았으니 아이에게 병원 나들이는 얼마나 무섭고 짜증이 나겠는가?

아이는 무비증후군에 심내막상 결손, 매우 작은 좌심실, 폐동맥 협착, 총폐정맥 환류 이상 등의 복잡한 선천성 심장병을 가지고 태어났다. 최소한 세 번의 수술이 필요한 단심증 환자이다.

생후 6개월에 첫 심장 수술을 받았다. 변형된 양방향성 상대정맥-폐동맥 문합술Pulsatile BCS이었다. 그런데 심방과 심실 사이의 판막 기능이 나빠져 생후 17개월에 인공 판막을 넣어 주어야만 했다(이 작은 심장에 성인 크기인 25 mm 기계 판막이라니!). 다행히 심실 기능은 간신히 유지되고 있었다. 유미흉이라는 합병증과 심낭 삼출로 세 번이나 작은 수술들이 필요했다. 게다가 청색증이 개선되지 않아 집에서도 산소 공급기를 사용해야만 했다.

통상적으로는 고식적 수술인 체-폐동맥 단락술을 고려하게 되지만 그렇게 하면 심실에 용적부하가 늘어나기 때문에 심실 기능이 위험하다. 그렇다고 일찍 폰탄 수술을 하기에는 위험 인자가 너무 많다.

상-하대정맥 사이의 샛길을 차단하고 기존의 폐동맥 판막 협착을 완화하는 방법을 시도하기로 했다. 3년 후 한차례 더 폐동맥 판막 협착과 우심실 유출로 협착에 대해 수술이 필요했다. 그러나 이후 순조로운 회복을 보였으며, 집에서 산소 공급기를 사용하지 않고도 산소 포화도가 80%를 넘고, 심실 기능도 안정적으로 유지되고 있다.

더욱이 간 기능도 정상이고 기타 다른 합병증 없이 학교에 잘 다니고 있다.

이제 아이는 아홉 살, 부모는 아이에게 성장 호르몬을 주고 싶다고 했다. 그렇게 하기로 하니 아이와 온 식구들의 표정이 밝아졌다.

증례 3

아이는 무비증후군에 심내막상 결손, 대혈관 전위, 폐동맥 폐쇄, 동맥관 개존이라는 복잡한 단심증을 가지고 태어났다(Fig. 1). 뿐만 아니라 콩팥도 하나밖에 없었고 단백뇨도 보이고 있었다.

설상가상.

출생 후 6주만에 통상적인 체-폐동맥 단락술 대신에 우심실과 폐동맥 사이에 6 mm 인조 혈관을 삽입해주는 수술을 받았다.

생후 8개월에 양방향성 상대정맥-폐동맥 문합술을 받았고, 산소 포화도와 심실 기능은 안정적이었다.

생후 3살에 폰탄 수술을 고려하였으나 여전한 위험 인자들을 감안하여 우심실과 폐동맥 사이에 조금 큰(8 mm) 인조 혈관을 넣어 주는 것으로 대신하기로 하였다(변형된 양방향성 상대정맥-폐동맥 문합술, Pulsatile BCS). (Fig. 2)

그리고 8년 후, 다시 한번 10 mm 인조혈관으로 대치하였으며 이제 아이는 중학생이 되었다.

다행히도 간 기능 정상, 심실 기능 정상, 산소 포화도 85% 내외로 잘 유지되고 있으며, 단지 콩팥 문제로 투약 관찰 중이다.

| Fig 1 |

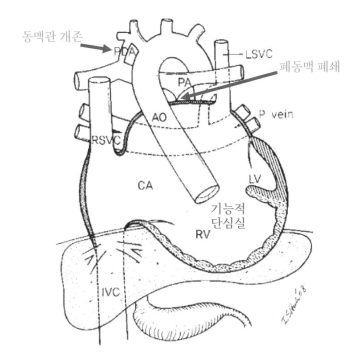

무비증후군에 심내막상 결손, 대혈관 전위, 폐동맥 폐쇄, 동맥관 개존이 동반된 기능적 단심증.

| Fig 2 |

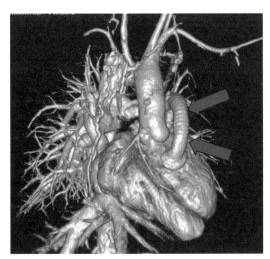

우심실과 폐동맥 사이 인조 혈관(화살표).
Pulsatile BCS.

폰탄 수술, 꼭 따라야 하는가?

이번 연재에서 살펴본 세 증례는 비슷한 또래에, 무비증후군을 바탕으로 한 매우 위험한 조합의 단심증 아이들이었다. 이 병은 비장이 없으므로 면역력이 저하되어 있고, 세균 감염에 취약하며, 치료를 받지 않으면 95%가 돌 전에 사망하는 것으로 알려져 있다. 폰탄 수술이 유일한 치료법으로 되어있다. 그러나 이번 증례의 아이들은 폰탄 수술을 받지 못할 정도로 여러 위험 요소들을 가진 경우였나.

폰탄 수술이 선천성 복잡 심장병을 가진 아이들에게 복음처럼 받아들여지고 있으며 이들에 대한 치료의 지평을 넓힌 것은 사실이다.

그리고 한동안은 치료자와 환자 측 모두에게 증상의 호전과 만족감을 주었다. 여러 가지 심각한 합병증들이 나타나기 전까지는.

그러나 이제 그 합병증들에 대한 아래와 같은 합리적인 병태생리학적 해석이 가능해졌다.

- 높은 중심정맥 압력에 장 기간 끊임없는 노출되는 복부 장기들.
- 효율적인 심박출량 감소, 특히 복부 장기들로 가는 혈류의 감소 (특히 Fenestrated Fontan에서)로 인한 증상들.
- 다양한 이상 혈관 형성(체-폐 측부혈관, 폐혈관 이상, 상-하대정맥간 샛길, 체-폐정맥루, 간 내부 샛길)으로 인한 청색증의 재발 (특히 Fenestrated Fontan에서).
- 이에 따른 하나뿐인 심실에 대한 용적 부하와 심실의 구조적 문제로 인한 기능 저하.

무엇보다도 근본적인 문제는 '우심실의 기능이 없다'는 사실로 인해 이러한 모든 합병증들이 발생한다는 것이다.

단심증 환자들은 체순환과 폐순환이 섞이기 때문에 청색증이나 심한 심부전을 나타낸다. 이를 해결하기 위해서는 체순환과 폐순환의 분리(폰탄 수술)가 필요하다. 다시 말하면, 우심실의 기능을 포기하는 대가로 높은 산소 포화도를 얻는 것이다.

그런데 얼마만큼의 산소 포화도가 우리 몸이 성장하고 유지하는 데 필요한 것일까? 또한 그 산소 포화도의 유지를 위해 치명적인 합병증들을 얼마만큼 감수해야 하는 것인가?

이번 꼭지에서 심장 이식을 받았던 첫 번째 아이를 제외한 두 아이는 산소 포화도 85% 전후에서도 잘 커가고 있다. 게다가 통상적인 폰탄 수술을 받은 환자들에게서 걱정 거리인 간 기능은 정상이며 다른 합병증도 보이지 않는다. 또한 여러 단심증 증례 중 심각한 합병증을 가진 환자들도 비록 운동능력은 떨어지더라도 다행히 지적 발달이나 성취도는 유지되고 있었다. 이러한 사례들을 바탕으로 단심증 환자들의 치료를 결정하는 데 있어서 그 선택지를 넓혀야 한다고 생각한다. 즉,

1. 폰탄 수술의 적응을 좀더 신중히 결정해야겠다.

    구조적으로 한쪽의 심실이 완전히 없는 경우(삼첨판막 폐쇄, 좌심 형성 부전증 등)에는 어쩔 수 없이 폰탄 수술로 갈 수밖에 없다. 원래 닥터 폰탄이 수술했던 것처럼. 당시 초기 환자들도 진단이 삼첨판막 폐쇄였으며, 수술 시 우심방의 입/출구 양쪽에 인공 판막을 삽입함으로써 우심방이 우심실 역할을 하리라 기대하였었음을 기억해야 한다.

2. 그러나 심실을 일부라도 사용할 수 있는 경우(증례 2, 3), 폐동맥 판막을 넓혀주거나, 우심실에서 폐동맥으로 도관을 삽입해서라도 심실에서 폐동맥으로 혈류를 보내는 변형된 양방향성 상대정맥-폐동맥 문합술Pulsatile BCS을 만들어 주면, 산소 포화도는 폰탄 수술을 했을 때보다 낮더라도 주요 복부 장기들의 합병증 없이 성장을 기대할 수 있을 것이다.

3. 가능하면 적극적으로 양심실의 기능을 만들어 가려는 시도Ventricle recruitment들이 필요하다. (제5장-4, 도전).

4. 심장 이식(증례 1)은 행운이 따르지 않으면 기회를 만나기 어렵지만, 향후 이종 심장 이식의 발전을 기대해 볼 수도 있겠다.

5. 체내 삽입이 가능한 우심실 보조장치 혹은 인공 심장 개발에 대한 기대도 있다.

양 심실, 하나 반 심실 그리고 단심실.

두 개의 온전한 심실을 갖느냐, 하나의 심실로 살아가느냐, 아니면 그 중간의 선택지를 찾을 수 있느냐 하는 갈림길이 있다. 이러한 복잡 선천성 심장병의 큰 흐름을 함께 거슬러 올라가는 길고 복잡한 여정이었다.

Are we doing the right thing?
Are we doing the thing right?
지향과 방법이 옳은지 숙고하여야 한다.

악어의 눈물

동물의 왕국을 보면 악어는 자신보다 덩치 큰 맹수도 물 속으로 끌고 들어가 쉽게 먹이감으로 만든다. 악어는 물 속에서 어떻게 숨을 안 쉬고도 그 힘든 작업을 완수할 수 있을까?

비밀의 열쇠는, 인간의 입장에서 본다면 일종의 선천성 심장병(?)이라고 말할 수 있는, 악어 심장의 구조적 특성에 있다(Fig. 1).

팔각의 정글 속 뛰어난 체격을 가진 격투기 선수들 조차도 목 조르기에 걸려 숨을 쉬지 못하면, 순식간에 바닥을 두드리며 항복하고 만다. 그러나 놀랍게도 모든 인간은 폐가 정상적으로 일을 하지 않아도(숨을 쉬지 않아도) 문제 없이 살아갈 수 있는 시기가 있다.

"그럴 리가, 언제?"

"엄마 배 속의 태아 시기에"

| Fig 1 | 악어 심장의 모식도

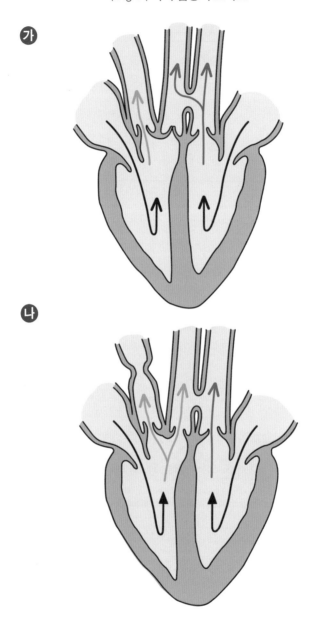

대동맥은 좌, 우측으로 구성되어 있음. 우심실은 좌측 대동맥과, 좌심실은 우측 대동맥과 연결되어 있으며, 우심실은 폐동맥과도 통해져 있음. 좌측 대동맥은 악어의 호흡상태에 따라 흐름이 달라짐.

(가) 물 밖에서 호흡할 때, 좌측 대동맥은 우심실로 부터의 혈류가 차단되므로써 산소 포화도가 높아짐.
(나) 물 속에서 호흡할 때, 좌측 대동맥은 우심실 혈액을 받아 산소 포화도가 낮아짐.

잠수하고 있는 악어의 심장과 폐에서 일어나는 이러한 놀라운 생리학적인 적응Adaptation이 태아 시기의 인간에게도 일어나는 것이다.

우선 태아 혈류의 경로를 살펴볼 필요가 있다(Fig. 2). 태아의 폐는 첫 울음을 터뜨리기 전까지는 일을 하지 않는다. 악어가 잠수하고 있는 시간처럼, 엄마의 태반이 대신 그 산소 공급 역할을 감당한다. 따라서 태아 시기에는 전신 순환을 마치고 우심방으로 돌아온 혈액의 일부가 난원공(Fig. 2)을 통해 직접 좌심실로 가게 된다. 우심실로 들어온 나머지 혈액은 폐를 거치지 않고 동맥관(Fig. 2)을 통해 직접 하행 대동맥으로 가게 된다.

이때의 혈액 내 산소 포화도는 대동맥의 경우 55~65%, 폐동맥의 경우 50~55%로 매우 낮으며, 둘이 비슷하다. 정상인에게서 동맥피의 산소 포화도가 95~100%라고 알려진 상식에 비하면 놀라울 정도로 낮은 수치이다. 그렇지만 이 시기에 뇌나 기타 신체 기관으로 공급되는 혈류 량 자체는 잘 유지되기 때문에 태아는 출생 전까지 문제없이 자라게 된다.

출생 후 아기 혼자서 숨을 쉬게 되면서 이 통로들(난원공, 동맥관)은 자연스럽게 막히게 된다.

만약에 막히지 않으면 심방 중격 결손증, 동맥관 개존증이라는 선천성 심장병이 되고 만다.

그렇다면, 인간의 성장 발육에 가장 중요한critical 시기인 열 달 동안을 어떻게 개개의 세포들은 낮은 산소 상태에서도 대처해 나가는가?

악어의 전략과 동일하다.

| Fig 2 | 태아 순환

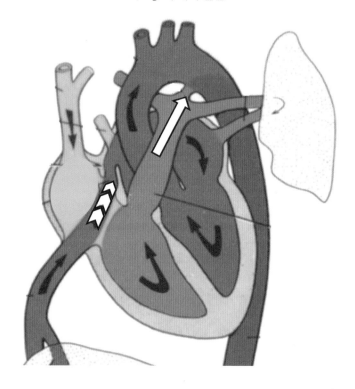

난원공(흰색 화살표 머리)
동맥관(흰색 화살표)

즉, 산소의 소비를 최소화하고, 혈액 내에서 산소를 운반하는 헤모글로빈 친화도를 유리하게 유지하며, 중요한 장기 위주로 혈류를 배분하는 것이다. 태아는 숨도 안 쉬고, 땀 흘리는 운동도 안 하며, 추위와 더위에 따른 체온 조절도 할 필요가 없이, 단지 DNA에 프로그램 된 대로 주어진 성장 과정(기간)을 견뎌내는 것이다. 따라서 '단심증'이나 기타 복잡 심장병을 가진 태아도 출생 전까지는 별 문제없이 성장 발육할 수 있는 것이다.

어느 날 악어의 심장 내 구멍이 막힌다면 악어는 양서류가 아니라 육상 동물로서만 살아가야 되거나 아니면 종의 멸종이라는 사태가 발생할 것이다. 악어는 심장 내부에 구멍을 가지고 있어 불완전한 양심방-양심실 구조를 가지지만, 그것이 그들만의 생존 전략이기 때문에 눈물을 보일 필요가 없다. 반대로 심방과 심실에 추가적인 구멍을 가진 존재는 악어가 아니라 어류가 되는 것이다.

어류에서 양서류로 다시 육상 동물로의 **'계통 발생'**의 고리는 그렇게 형성되는 것이다.

또한 인간이라는 포유류의 **'개체 발생'** 과정 중에 오류가 일어나면 인간의 심장에 '단심증'과 같은 선천성 심장병이라는 결과가 나타나는 것이다.
즉, 계통 발생의 스펙트럼 중 한 부분이 보여지는 것이며, 이는 인간이 동물의 왕국 속 하나의 구성원인 증거이다.
그러나 인간은 이러한 문제점을 파악하고 헤쳐 나가는 능력을 부여받았기에 지구 상에서 최상위 지위를 유지하는 것이리라.

2018 인도네시아 국립병원, 필자를 위해 준비해 둔 수술복

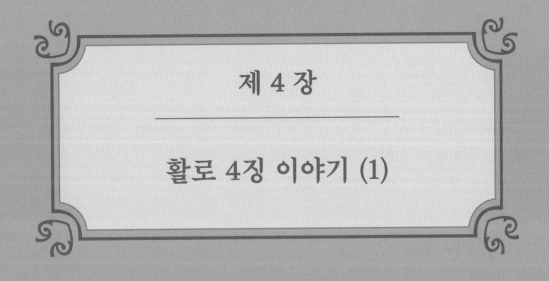

제 4 장

활로 4징 이야기 (1)

Long after the heart surgery

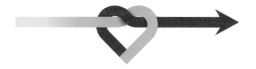

소녀의 기도

암이란다. 방광암.

내일 모레면 환갑인데.

수술?

받아야지. 그런데 더 큰 문제는 심장 수술이 먼저 필요하단다.

사연은 이랬다.

45년 전 봄이 다시 떠올랐다.

13살 사춘기 소녀 시절이었다. 다른 아이들보다 작고, 까무잡잡하고, 잘 안 움직이고, 항상 쪼그려 앉아 있고. 또래들의 활기와 무지개 같은 분위기가 없었다.

선천성 심장병, 활로 4징 때문이었다(Fig.1).

| Fig 1 |

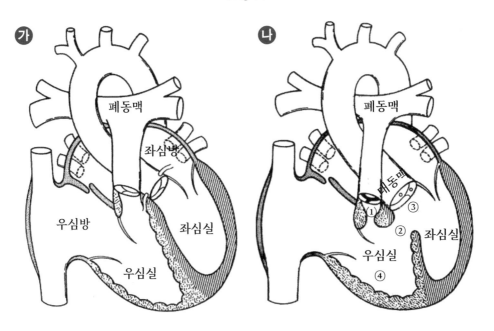

활로 4징 모식도.

가. 정상 심장

나. 아래의 네 가지 형태적 이상 소견을 갖고 있는 증후군이다.

　① 우심실 유출로 협착

　② 심실 중격 결손

　③ 대동맥 위치 이상(overriding)

　④ 우심실 비대

그러나 가난한 집안 형편으로 병원을 제대로 가보지도 못하고 지내던 차에 독지가들의 도움으로 서울로 올라가 당대의 유명하신 H대학의 K교수님께 수술을 받았다. 어떻게 시간이 흐르는지 모르는 채 중환자실에 있었다.

밤낮 구분 없이 창백한 형광등 불빛으로 가득한 공간. 그치지 않는 기계들의 소음과 부산한 발걸음 소리와 다급한 외침들. 입안에는 재갈을 물린 듯 불편한 무엇들이 그득하고, 온 몸을 지배하는 통증.

그래도 얕은 잠에서 깨어나, 높이 자리 잡은 작은 창으로 옅은 핑크빛 새벽이 다가올 때에는, 안도감 속에 다시 잠들곤 했다.

중환자실에서만 한 달도 넘는 시간이 지나갔고, 그렇게 오랜 병원 생활 후 좋아져 고향으로 돌아왔다.

서울 아이들만큼 환한 얼굴이 되었지만 다시는 서울 병원에 가지 않게 해 주시라고 기도하면서.

그런데, 아이 둘 낳고 잘 살아왔는데,
그 심장이 다시 문제를 일으키다니…

그녀는 즉각 심장 재수술을 받았고, 3개월 후 심장기능이 회복되어 방광암에 대한 수술도 성공적으로 마무리되었다.

비록 그녀의 기도는 절반의 성공이었지만
모든 것은 해피 엔딩이었다.

활로 4징은 어떤 병인가?

청색증이 있는 선천성 심장병으로 흔히 우심실 유출로 협착(대동맥 판막 협착, 판막 하 협착), 심실 중격 결손, 대동맥 위치 이상overriding, 우심실 비대 등의 4가지 소견을 보인다(Fig. 1). 1888년 프랑스 의사 활로Etienne-Louis Arthur Fallot가 처음 기술한 이후 그의 이름을 따서 이처럼 불리고 있다.

선천성 심장병은 크게 청색증이 없는 경우와 청색증이 있는 경우로 나눌 수 있으며 활로 4징은 청색증 성 심장병 중에서 비중이 큰 병이다. 심실 중격 결손이 있고 폐로 가는 통로가 다양하게 좁아서 폐로 가는 혈액이 부족하다. 또한 체순환을 거치면서 산소포화도가 낮아진 혈액desaturated이 폐순환을 거쳐 산소포화도가 높아진 혈액oxygenated과 심장 내부에서 섞인다. 따라서 입술 손가락 발가락 등에 청색증을 보인다. 환아 들은 활동량이 낮고 쪼그려 앉기를 좋아한다.

소위 완전 교정술 후 청색증이 사라지며 외견 상 드라마틱한 호전을 보인다. 그러나 폐동맥 자체의 발육 부전, 폐동맥 판막 협착 및 폐쇄부전, 우심실 유출로 협착, 삼첨판막 폐쇄부전, 우심실 수축력 저하, 부정맥 등의 문제들이 남아있을 수 있어 성인이 된 이후에도 흉부 X선 검사, 심전도 검사, 심장초음파 검사, CT 검사, MRI 검사 등을 정기적으로 시행하여야 하며, 추가적인 치료가 필요한 경우 그 시기를 놓치지 말아야 한다.

본 환자의 경우 심장 초음파 검사와 CT 검사 결과 우심실 용적이 많이 늘어나 있고(이완기/수축기, 200/120 mL), 우심실 수축 기능ejection fraction이 감소되어 있으며(40%), 심한 폐동맥 판막 폐쇄부전이 있는 등 심각한 상태였다. 전신마취와 방광암에 대한 수술 시 위험이 높아 심장 문제를 먼저 해결해야 했었다. 부실한 폐동맥 판막 대신 인공조직판막을 거치하고 늘어난 우심실 일부를 줄여주는 수술을 받았으며(Fig.2), 다행히 3개월 후 상기 모든 수치들이 정상 범위로 돌아와 암 치료를 무사히 마칠 수 있었다.

| Fig 2 |

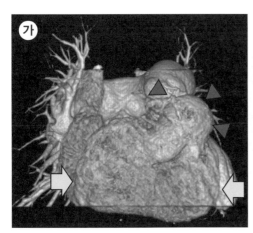
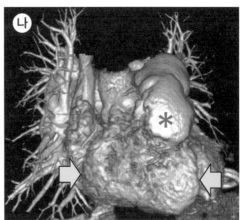

가. 수술 전: 커진 우심실(노란 화살표), 우심실 유출로(빨간 화살표)
나. 수술 후: 회복된 우심실(노란 화살표), 인공 폐동맥 판막 부위(별표)

@ 활로 4징에 대한 수술은 어려운 것인가?

환자 분이 완전교정술을 받았던 1970년대 중반이면 쉽지 않은 수술이었다. 특히 체중 10 kg 이하의 환아들에서의 수술 성공률은 낮은 시절이었다. 그러나 최근엔 국내 활로 4징 수술 성적도 세계적인 수준에 이르렀다.

개심 수술의 첫 성공이 미국에서 1953년 이루어진 후 오래되지 않은 시점이었으니 우리나라의 의료 수준은 상당히 뒤떨어져 있었던 것은 사실이었다. 또한 우리나라에서 처음 사회보험으로서의 의료보험이 시작된 것이 1977년이며, 제한된 일부의 국민들만을 대상으로 한 상황이었으므로 큰돈이 들어가는 심장 수술을 많은 환자들이 받기는 어려운 시절이었다. 그 무렵 많은 택시에는 심장병 어린이 돕기 모금함이 달려 있었고, 어떤 유명한 연예인이 전국을 돌며 이 아이들 돕기 성금 모금을 위한 자선 공연을 벌였으며, 필리핀이나 한국의 영부인이 어린이 심장 재단을 설립하여 아이들의 심장 수술을 돕는 일이 미담으로 회자되고 있었다. 1983년 미국의 대통령 부부가 우리나라를 방문하고 돌아갈 때 심장병이 있는 아이들을 치료해주고자 미국으로 데리고 가는 장면은 큰 뉴스거리였다. 국민 건강 보험이 완결된 1989년을 즈음하여 경제적, 의학적 모든 면에서 좋아져 오늘날 물심 양면으로 안심하고 수술을 받을 수 있게 되었다.

본 증례의 환자는 국내에서 활로 4징으로 수술 받고 생존한 가장 나이가 많은 경우 중 하나로 추측된다.

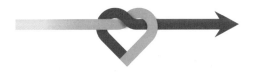

기도가 필요한 소녀

20대 초반의 그녀의 표정은 무겁고 어두워 보였다. 아기를 낳고 몇 달이 지났지만 계속 여기저기 아파 몇 군데 병원을 거쳐 응급실을 통해 입원한 상태였다. 크지 않은 키에 체질량지수BMI 36kg/m²으로 상당한 비만이었고 이뇨제, 강심제, 신경안정제 등을 복용하고 있었다. 말수가 적고 극단적인 생각이 종종 떠오른다고도 했다. 그러나 더 근본적인 문제는 심장에 있었다.

흉부 엑스선 검사에서 심장이 커져 있었고, 심전도 상 QRS파가 많이 늘어나 있었으며, 심장초음파 검사에선 좌심실 첨부의 수축 이상, 좌심실 수축 기능ejection fraction 저하(41%), 우심실 수축 기능 저하(26%), 심한 폐동맥 판막 폐쇄부전(4+) 등이 보였다.

심장 컴퓨터단층촬영CT 검사에선 우심실 용적이 많이 늘어나 있었고 (이완기/수축기, 244/164 mL), 좌심실 수축 기능 34%, 우심실 수축 기능 32%로 모두 떨어져 있었다. 자기공명영상촬영MRI 검사에선 심장근육 전반에 걸친 심한 수축력 저하가 있었다. 이 결과가 맞다면 분만 전 후로 언제든지 돌연사를 유발할 수도 있을 정도로 심각한 상태였다.

| Fig 1 |

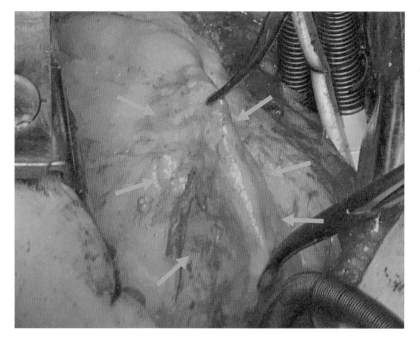

얇아지고 늘어난 우심실(화살표)

들어보니 다섯 살에 심장병으로 수술을 받았다고 했다. 진단이 무엇이었는지 누구에게서 무슨 수술을 받았는지 등에 대해서는 답을 못했다. 사춘기 이후 병원에 다닌 기억이 없고, 부모와도 연락을 안하고 지낸다고 했다. 다행히 같은 또래의 아기 아빠가 수술을 받았던 병원에서 기록을 구해왔다. 기록을 보니 예상했던 대로 활로 4징으로 완전교정술을 받은 상태였고 수술 후 3년이 지난 다음부터 현재까지 외래에 다닌 기록이 없었다.

아니 어떻게 지금까지 무사히 자라서 임신과 출산을 견뎌내고 걸어서 병원에 올 수 있었단 말인가? 이 상태가 지속된다면 심장 이식을 받아야 되는 수밖에 없다. 그러나 심장 이식 대기자 명단에 등록한다 해도 차례가 오기를 기약하기 어려운 현실이다. 운좋게 이식을 받았 다고 해도, 이식 후 꾸준한 면역 억제제 복용과 같은 자기 관리 능력이 있을지도 확신할 수 없다. 그러나, 여러 검사 결과를 종합해보았을때 우심실의 기능이 떨어지면서 시작된 좌심실 부전일 가능성이 있어보였다. 따라서 우선 인공 폐동맥판막을 넣어주고 늘어난 우심실을 줄여 우심실 기능이 좋아질 수 있도록 한 뒤, 좌심실 기능도 순차적으로 회복하기를 기대해보는 것이 현실적인 대안이었다.

즉각 계획했던 수술을 시행했다. 젊은 나이였지만 인공 조직판막으로 폐동맥판막을 심어주고 수축력이 없는 늘어난 우심실 부위(Fig.1)를 제거해 우심실 용적을 줄이는 수술을 실시했다. 좌심실 기능을 지키기 위해 심정지액을 사용하지 않고 심장 박동이 유지된 상태에서 수술을 진행했다. 수술 후 순조로운 경과를 보였고, 이후 9개월이 지난 시점에 시행한 심장초음파 검사 상 좌심실 기능 65%, 우심실 기능 55%로 모두 정상 범위로 회복되었다.

커다란 행운이었다.

그러나 그녀는 아직도 마음이 아프다.

좀더 어린 시절부터 주위 사람들의 기도가 필요했던 소녀였던 것이다.

@ 이 환자는 출산이 문제였을까?

결과적으로는 그렇다. 그러나 출산 이후 지속되는 여러 가지 증상을 호소하고 응급실로 왔지만, 심한 폐농맥 판막 폐쇄부전이나 수축력이 없는 우심실의 일부 그리고 과하게 늘어난 우심실 용적 등으로 미루어 보면 임신 이전부터 심장의 기능에 문제가 있었을 것으로 추측된다. 산모와 출산을 도운 병원 모두 엄청난 위험을 무릅써야 하는 상황이었다는 사실을 모르고 지나친 것이다.

일반적으로 임신과 더불어 임산부는 심장에 용적 부담이 가해지며 심하면 확장성 심근병증이라는 위험에 처할 수 있고, 출산 시 추가적인 스트레스에 의해서도 쇼크 후 심근병증stress cardiomyopathy이라는 심장 기능 저하에 빠질 수 있다.

이 환자는 두 가지 가능성이 함께 했을 것으로 추정된다.

심근병증에서 회복을 못하면 심장 이식만이 해결책이 될 수 있다.

필자가 학계에 보고했던 국내 초기 심장 이식 수술 자료에서도, 비교적 젊은 환자들 중에 활로 4징 수술 후 심근병증으로 이식을 받은 경우들이 있었다. 이런 이유로 활로 4징으로 완전교정술을 받은 여성 환자들은 가임기 이전에 심장 기능의 평가가 반드시 이루어져야 한다. 또한 인공 폐동맥 판막이 필요하다면 적기에 적당한 판막을 넣어주어야 한다.

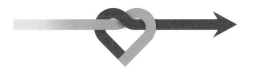

애들아~

그녀는 키가 훤칠하고(174 cm), 체질량지수BMI 21 kg/m²로 자기 관리를 잘하는 환자다. 환하고 선한 표정에 나직한 목소리로 이야기를 한다. 자기 반 아이들 모두를 많이 사랑한다고 했다.

하루 일과를 마칠 때 그 아이들과 나누는 소란스런 인사가 행복이라고 했다. 그런데 이제 30대 중반, 용기를 내어 자신의 아이를 갖고 싶다고 했다.

용기를 내다니?

그녀는 활로 4징으로 두 돌이 되기 전에 완전교정술을 받았고 이후 두 차례의 추가 개심 수술과 두 차례의 시술을 더 받았다. 스무 살에 기계식 인공 폐동맥 판막 대치 수술을 받았고 부정맥 치료를 위한 체내 거치용 제세동기ICD도 함께 이식 받은 상태다(Fig.1). 평생 약을 복용해야 한다. 인공 판막을 보호하기 위한 혈액응고 방지제(와파린)라는 이 약은 임신 초기에 태아에게 해가 될 수 있는 약이다.

| Fig 1 |

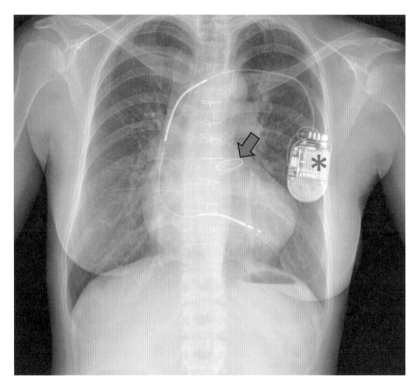

기계식 인공 폐동맥 판막(화살표) 및 체내 거치용 제세동기(별표).

건강한 아기를 가질 수 있을 지 두렵다고도 했다. 한 두 차례 고비를 맞기도 했다. 혈전 때문으로 의심되는 판막 움직임의 장애가 나타나 혈전 용해를 위하여 입원 치료를 받기도 했다. 그러나 본인의 인내와 간절한 기도, 그리고 가족들의 격려로 마침내 건강한 아기를 품에 안았다.

감사!

@ 이 환자의 경우 무엇이 문제였나?

이 환자는 생후 16개월에 받은 완전교정 수술 후부터 관리를 잘 한 편이다. 그러나 심실에서 기인된 부정맥으로 인한 여러 차례의 실신이 발생하여 그때마다 응급실 신세를 지게 되었다. 사춘기 무렵에 타 병원에서 부정맥 시술 (고주파 전극도자절제술)을 받았으며, 좁은 폐동맥과 우심실 유출로 문제에 대하여 동종 판막 일부를 넣어주는 개심 수술도 한차례 더 받았었다. 20대 초반에 우심실 기능이 저하되어 인공 폐동맥 판막을 필요로 했으며 반복되는 부정맥에 대처하기 위하여 체내 거치용 제세동기가 꼭 필요 했었다.

이때 인공 판막의 선택이 관건이었다. 이미 여러 번의 수술과 시술을 겪어 심리적으로 지쳐 있던 상태라 환자 자신과 부모님 모두 향후 추가적인 수술을 피하고 싶어했고, 따라서 수명이 긴 기계식 판막을 선택하게 되었다. 결혼이나 임신을 신경 쓸 마음의 여유가 없었다.

기계식 인공 판막의 경우 혈액 응고 방지제의 복용은 필수이며 평생 지속 하여야 한다. 이 약은 출혈 성향을 증가시키므로 정기적인 혈액 검사를 통하여 혈액응고수치PT INR 지표를 관리하게 된다. 한편 임산부가 모르고 이 약을 복용하게 되면 태아에게 악영향을 미칠 수 있다. 따라서 임신이 확인되는 즉시 경구 와파린에서 피하 헤파린 주사제로 대체하여 출산 직전까지 유지하다가, 출산 즈음에는 정맥 주사 헤파린을 사용하게 된다. 출산 후 출혈의 위험이 사라지면 다시 경구 복용 와파린으로 돌아가게 된다. 이처럼 세심한 관리를 통하면 기계식 인공 판막을 가진 가임기 여성도 건강한 아기를 출산할 수 있다.

　이 환자의 경우 수술(완전 교정술)과 테크놀로지(인공 판막, 체내 거치용 제세동기) 그리고 온 가족의 징성이 한 데 모여 그려진 아름다운 그림이있다.

| Fig 2 |

기계식 판막

Bileaflet valve　　　Tilting disc valve　　　Ball & cage valve

조직 판막

Stented valve　　　경피적 시술 판막

인공 판막에 대하여

인공 판막은 크게 4가지 종류로 기술할 수 있다. 자기 자신의 판막 — 자가 판막auto-graft, 다른 사람의 판막 — 동종 판막allo-graft, homo-graft, 사람이 아닌 다른 동물의 판막xeno-graft, 그리고 사람이 만든 인공 판막artificial valve이다. 또한 인공 판막에는 크게 조직 판막tissue or bioprosthetic valve과 기계 판막 mechanical valve의 두 가지가 있다(Fig.2).

1953년 이후 인공 심폐기를 사용하여 개심 수술이 가능하게 되자 많은 흉부외과 의사들이 심장 판막의 협착이나 폐쇄 부전을 일으키는 구조적인 병변들을 수술로 해결해보려는 시도를 하게 되었다.

기계식 인공 판막에 있어서는, 1960년부터 새장처럼 만든 구조물 안에 움직일 수 있는 공을 넣어 혈류의 흐름을 원활히 해보려는 시도ball & cage 판막를 여러 사람이 한 끝에, 1962년 미국의 흉부외과 의사 스타Albert Starr의 판막이 개발되어 한동안 널리 사용되었으며, 1969년 스웨덴 외과의사 뵤르크Viling Björk에 의해 하나의 디스크를 이용한tilting disc 판막이 개발되어 실제 환자에게 사용되기도 하였다. 그러나 두 가지 판막은 더 이상 사용되지 않는다.

오늘날에는 1977년부터 사용되어 그 내구성을 충분히 인정받고 있는 카본 carbon 제재의 2엽 인공 판막St. Jude bileaflet 판막이 보편화되어 있다. 이러한 기계식 판막은 구조적으로 간단하며 내구성은 훌륭하나 판막 주위로 혈전이 생기는 것을 방지해야 하므로 평생 항응고제를 복용하여야 하며 이 약에 의한 부작용을 감수하여야 하는 단점이 있다.

다른 한편으로는 기계식 판막의 내재적인 문제를 해결하고자 1960년대 말부터 조직을 이용한 판막의 개발도 지속되어 왔다. 처음에는 환자 본인의 대퇴근막이나 다른 개체의 뇌 경질 막 등을 이용하여 판막을 제작하여 사용하였으나 이렇게 만들어진 판막은 인체 내에서 섬유화fibrosis가 쉽게 일어나 일찍 망가지므로 상품성이 낮을 수 밖에 없었다.

또한 1971년 영국의 이요네스쿠Marian Ionescu는 소의 심낭을 이용한 상품화된 조직 판막을 개발하였으나 판막의 석회화calcification와 파열 등에 의한 내구성의 문제로 역시 성공하지 못하였다.

현재 주로 사용되는 조직 판막은 프랑스의 흉부외과 의사 카펜티어Alain Carpentier와 미국의 행콕Warren Hancock이 각자 돼지의 대동맥 판막을 글루타르알데하이드Glutaraldehyde라는 물질로 처리하여 내구성을 개선하고 판막 지지 구조물strut을 추가하여 상품화한 것이다. 이 제품들도 비록 혈전 생성의 문제점은 극복했지만 내구성에 있어서는 여전히 기계식 판막에 견주기 어렵다.

따라서 인공 판막의 선택에 있어서 환자의 나이, 성별, 동반 질환, 사회적 여건 등을 고려하여 결정하여야 하며, 수술 후 위에서 언급된 문제점들에 대한 지속적인 관찰이 필요하다.

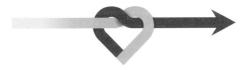

선택

증례 1

이제 막 서른 살. 그녀는 밝고 즐거운 미소를 항상 머금고 있다. 다재다능하여 꽃꽂이, 요가, 테니스, 수영, 커피 바리스타 등등 못하는 것이 없다. 자신만의 멋진 카페를 가지고 싶어한다. 운동도 다양하게 즐기며 살고 싶다고 했다.

그런데 벌써 심장 수술을 세 번이나 받았다. 앞으로 추가 수술을 받을 수도 있다.

처음에는 돌이 지날 무렵 선천성 심장병인 활로 4징으로 완전 교정술을 받았다. 두 번째는 열 아홉에 인공 폐동맥 판막 삽입을 위한 수술을 받았으며 이때 기계식 인공 판막을 사용하였다. 이후 혈액 응고 방지제인 와파린을 잘 복용하며 정기적으로 병원을 찾았고 모든 것이 순조로웠다.

그러나 두 번째 수술 후 5년이 되어 감염성 심내막염에 걸려 다시 입·퇴원을 반복하게 되었다. 인공 판막의 움직임이 점차 둔해지면서 우심실에 부하가 걸리기 시작한 것이다. 물론 혈액 응고 방지제를 열심히 복용하고 혈액 응고 수치PT INR도 잘 유지했지만, 혈전이 의심되어 입원 치료를 받기도 했었다. 그렇게 또 5년의 시간이 흐르며 인공 판막의 상태는 차츰 악화되었고 우심실 기능도 저하되면서 인공 판막을 다시 교체하기에 이르렀다.

그간 병원에 다니면서 주위에 기계식 인공 판막을 가지고 임신과 출산을 겪어내는 경우들을 보며 같은 여성으로서 고민을 하게 되었다.

결혼해서 아기도 가지고 싶은데.

기계식 판막의 경우 관리만 잘 하면 평생 사용할 수 있다고 했는데.

세 번째 수술이라니!

다시 기계식 판막으로 교체했을 경우 지금 같은 상황이 다시 벌어진다면?

만약에 조직 판막을 사용한다면 출혈의 위험과 태아에 대한 위험이 해결된다.

반면에 판막의 수명이 길게 보아도 20년 정도로 한정되어 있다니 또다시 판막 교체 수술을 해야 하고...

결단을 내렸다.

이번에는 조직 판막으로 대체하는 수술을 받고 운동, 출산, 투약 등의 문제로부터 벗어나 마음 가볍게 지내다가

나이가 들어 필요하다면 그때 가서 다시 결정하기로.

감염성 심내막염이란?

감염성 심내막염은 심내막에 발생되는 박테리아 또는 진균 감염에 의한 염증 질환으로서, 우종Vegetation이라 불리는 혈소판, 피브린, 미생물, 염증 세포로 구성된 염증 덩어리를 형성하는 것이 특징이다. 감염은 주로 심장 판막에 발생되지만, 비정상적인 혈류로 손상된 심내막 또는 심장 내 이물질에서도 발생 가능하다. 열이 나고 전에 없던 심잡음이 들리면 이를 의심할 수 있는데, 혈액을 뽑아 균을 배양하거나 심초음파 검사를 하여 우종을 보면 진단할 수 있다.

치과 치료나 침습적 시술 등 여러 경로를 통해 우리 몸에 감염으로 인한 염증이 생기면 심내막에 염증이 퍼져 심장 판막주위로 세균이 다량 모이고 그 주위에 혈소판과 염증 세포들이 달라붙어 판막의 기능에 이상을 초래할 수 있다. 특히 생체 조직이 아닌 인공 판막 같은 구조물이 있는 경우 그 위험이 높아진다. 모든 심내막염 사례 중 20% 는 인공 판막과 관련되어 있다. 인공 판막을 가지고 있는 각 환자의 경우로 생각해 보면, 이들의 1~6%에서 감염성 심내막염을 경험하게 된다.

이 환자의 경우 이엽성bileaflet 기계식 인공 판막을 갖고 있었으며, 안타깝게도 심내막염 후 이상 조직이 과다하게 자라(Fig. 1) 2엽 판막의 움직임을 저해함으로써 재수술을 받게 됐다(Fig. 2).

복잡 심기형으로 수술을 받았거나 심장 내에 인공 판막을 가지고 있는 경우, 세균 감염의 예방은 아무리 강조해도 지나치지 않다.

| Fig 1 |

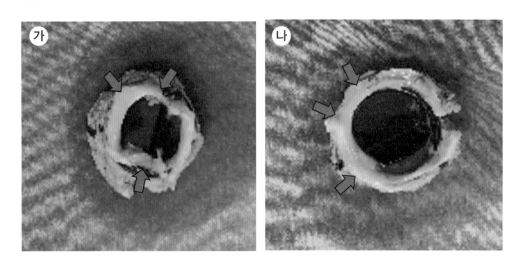

수술에서 제거된 기계 판막. 판막 주위에 형성된 이상 조직(화살표).

가. 우심실에서 바라본 판막

나. 폐동맥에서 바라본 판막

| Fig 2 |

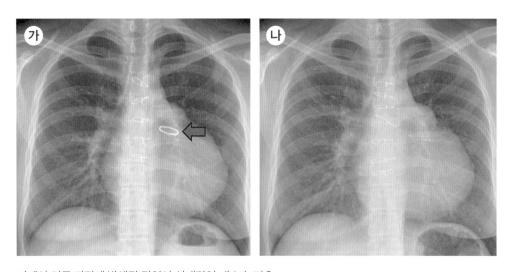

기계식 인공 판막에 발생된 감염성 심내막염 재수술 전후.

가. 수술 전: 기계식 판막(화살표)

나. 수술 후: 조직 판막(별표). 수술 전 보였던 링 사라짐.

증례 2

그 아이는 이제 막 사춘기에 접어들었다. 농구를 너무 좋아한다고 엄마와 눈을 마주치며 이야기했다. 요즘 운동 시 쉽게 지치는 느낌이 들어 병원을 찾아왔다.

소년은 활로 4징으로 돌이 되기 전에 완전교정술을 받았다. 검사를 해보니 폐동맥 판막 폐쇄부전이 심했고(+4) 우심실이 많이 커져(이완기/수축기 248/89 mL)있었으며 우심실 기능이 저하(36%)하기 시작한 상태였다. 부정맥도 눈에 띄게 나타났다. 예상보다 이른 나이에 증상이 나타난 것이다.

격렬한 운동은 위험하다. 그러나 아이와 부모는 이미 농구에 아이의 장래를 걸고 있었다. (문득 여러 해 전에 심장 문제로 게임 도중 그라운드에 쓰러져 뇌사 상태에 빠졌던 프로 야구 선수 L이 떠올랐다.)

지금의 문제들을 선제적으로 대처해야 한다. 즉 인공 폐동맥 판막이 필요하다. 문제는 기계식 인공 판막이냐 조직 판막이냐의 결정이다. 아직 신체 발육이 더 남아있으므로 인공 판막의 크기도 문제가 될 수도 있다. 다만 불행 중 다행인 것은 이미 심장이 많이 늘어나 있어 인공 판막을 삽입할 경우 성인에 합당할 만큼 충분히 큰 판막을 선택할 수 있다는 점이다.

한 달 동안 가족들과 함께 고민한 끝에 아이가 어른스러운 결정을 내렸다.

자신은 슬램 덩크를 꿈꾸며 산다고. 외상의 위험이 항상 있는 상황에서 혈액응고 방지제를 매일 복용할 수는 없다고. 따라서 조직 판막을 선택하여 열심히 운동하고 나중에 다가올 문제는 그때 가서 판단하기로 했다고.

성인 크기(25 mm)의 조직 판막을 사용하여 수술은 무사히 끝났다. 회복은 순조로워 우심실 크기와 기능(60%)은 정상으로 돌아왔고, 수술 후 두 달이 지나 아이는 농구 코트로 복귀했다.

God bless this boy.

두 증례 모두 성별이나 나이의 제한을 벗어나
전 생애 주기라는 관점에서 직극직으로 결정한 모범 사례었나.

| Fig 3 | 조직 판막

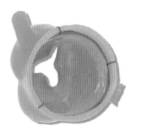
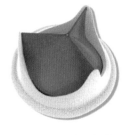
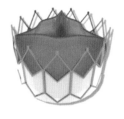

동종 판막   보통 조직 판막   경피적 시술 판막

폐동맥 판막을 넣어 줄 때
개심 수술이 아닌 방법은 없는가?

경피적 판막 시술이라는 방법이 있다.

즉, 사타구니 혈관을 통해 특별히 만들어진 인공 판막을 넣어주는 것이다 (Fig. 3).

그러나 몇 가지 고려해야 할 사항들이 있다.

기본적으로 재질이 조직 판막이라는 사실이다. 통상적으로 조직 판막의 경우 내구성이 문제인데, 특히 이러한 경피적 시술 판막의 내구성에 대한 장기적인 결과가 별로 없다. 'Fig. 3'에서 보는 제품은 시술이 완료된 모양이나 시술 전 보관 시에는 판막이 접혀진 상태이다. 접이 우산처럼. 접힌 부분이 쉽게 상할 수 밖에 없지 않겠는가?

환자의 체구가 작을수록 시술 가능한 판막의 크기가 작고, 따라서 환자가 성장할수록 판막의 유효 크기는 상대적으로 작아진다. 즉 짧은 시간 내에 다시 판막을 갈아주어야 한다.

반대로 심장이 많이 늘어나 있는 경우엔 그에 맞는 크기를 갖는 시술 판막을 찾을 수 없다. 가령 25 mm 이상의 시술 판막을 넣어 주기는 어렵다.

우심실에 기능을 못하는 얇아진 부분, 혹처럼 부풀어 있는 부분aneurysm, 제거해야 되는 웃자란 근육이 같이 있다면, 이러한 문제점들을 함께 해결 해야만 우심실 기능의 회복을 기대할 수 있다.

활로 4징을 완전 교정 받고 난 후,
인공 폐동맥 판막 삽입은 피할 수 없는가?

피할 수도 있다.

활로 4징을 완전 교정한다고 해도, 불완전한 폐동맥 판막이 완전해지는 것은 아니다. 즉 판막 폐쇄 부전과 협착이 어느 정도 남을 수 있다. 그러나 그 정도가 심해지면 우심실의 과도한 확장dilatation이나 근육의 비대 hypertrophy가 초래된다. 그 결과 우심실의 기능 저하와 우심실에서 기인된 부정맥이 치명적인 상태를 야기하게 된다. 이러한 최악의 경우를 방지하기 위하여 인공 폐동맥 판막 삽입이 필요하게 되는 것이다.

그러나 폐동맥 판막 폐쇄 부전과 협착이 적당히 균형을 잡을 경우에는, 놀랍게도 우심실은 잘 적응해 낸다. 영국에서 1964년부터 2009년까지, 완전 교정술을 받은 활로 4징 환자 1,085명을 추적 관찰한 결과, 폐동맥 판막 치환 수술 없이도 잘 지내는 환자들은, 약간의 폐동맥 협착 (24 mmHg)과 약간의 폐동맥 판막 폐쇄 부전을 가지고 있다는 사실을 발견하여 이를 보고하였다(Circulation. 2013;128:1861-1868).

그 판단 기준이 되는 것이 현재로서는 심장영상(심초음파, 심장 CT, 심장 MRI 등)을 이용한 여러가지 지표들인데, 전문가의 지속적인 관찰과 상담이 필요하다.

라이프 스타일

그는 20대 중반으로 키는 작지만 강골에 천하장사 포스의 당당한 체구다. 이미 성년이지만 병원 나들이에 항상 모친과 함께다.

돌이 되기 전에 활로 4징으로 완전 교정수술을 받았고 17세에 기계식 인공 판막 삽입 수술을 받아야 했다. 이후 혈액응고 방지제(와파린)의 복용이 충실치 못해 혈액 응고 수치PT INR가 들쭉날쭉이었고, 그 결과 판막의 움직임이 저하되어 혈전 용해 치료를 위해 두 차례나 입원이 필요 했었다.

학교 생활이 바빠서 약을 건너 뛰었다는 등 핑계를 댔다.

결국 인공 판막의 기능을 잃어 19세에 다시 기계식 인공 판막 재치환술이 필요했다.

수술 후 경과는 매번 수월하였으나, 여려가지 문제가 있다.

- 체질량지수BMI 35 kg/m^2 내외를 넘나드는 비만
- 10대 후반부터 시작된 고혈압 (수축기/이완기 145/106 mmHg)
- 공복 혈당 200 mg/dL, 당화혈색소 7.3%
- 중성지방 350 mg/dL
- 총 콜레스테롤 160 mg/dL
- HDL 콜레스테롤 33 mg/dL
- LDL 콜레스테롤 115 mg/dL
- AST 115 IU/L
- ALT 219 IU/L
- 중등도 이상의 지방간

모든 것이 차고 넘친다.
어머니의 보살핌까지도.

어떻게 하면 이 청년이 자기 관리를 충실히 하도록 이끌 수 있을까?
그는 성인병을 앓기에는 아직 너무 젊다.

선천성 심장병의 구조적인 문제는 해결되었다고 하나, 이것이 추후 발생할 수 있는 심근 경색을 포함한 심뇌혈관 질환으로 부터의 해방을 의미하지는 않는다.

나이가 들면서 심장 근육 자체의 문제, 관상동맥의 문제, 판막의 문제,

전기 전도계의 문제(부정맥) 등이 발생할 수 있다(부록 1. 참조). 그 중에서도 관상동맥의 문제는 대사 증후군과 직접적인 관계를 맺고 있다.

환자의 경우에는 이미 이른 나이에 성인병, 대사 증후군을 가지고 있음을 주목해야 한다.

대사 증후군이란 아래의 다섯 가지 기준 중 세 가지 이상을 갖고 있는 경우를 말한다.

- 허리둘레: 남자 90 cm 이상, 여자 80 cm 이상(비만),
- 혈압: 130/85 mm Hg 이상 또는 혈압 약 복용,
- 공복 혈당: 100 mg/dL 이상 또는 당뇨 약 복용,
- 중성지방: 150 mg/dL 이상,
- HDL 콜레스테롤: 남자 40 mg/dL 미만, 여자 50 mg/dL 미만.

이 환자처럼 선천성 심기형에 대한 어려운 수술을 거쳐 건강체로 성장하였다 하더라도, 나이가 들면서 얻을 수 있는 심뇌혈관 질환의 원인 인자에 대한 관리는 매우 중요하다.

이러한 질환을 예방하기 위해, 각각 위험인자들에 대한 조절 목표치를 알고(체질량지수BMI <25 kg/m², 혈압 <130/80 mmHg, 공복 혈당 <100 mg/dL, 중성지방 <150 mg/dL, HDL 콜레스테롤 >40 mg/dL, LDL 콜레스테롤 <100 mg/dL),

이를 달성하기 위한 라이프 스타일 개선 노력을 즉시 해야 한다.

타고난 문제점에 대한 진단과 치료는 의료진에게 맡기더라도.

첫째, 건강한 식습관을 유지해야 한다. 널리 알려진 지중해식 식단(Fig. 1)을 6개월 이상 철저히 따르면서 변화를 지켜보고 전문가의 도움을 받아야 한다. 균형 잡힌 식사와 적절한 식이 조절은 비만, 고혈압, 고혈당, 이상 지질혈증을 관리하는 데 기본이 된다. 이때 금연은 필수이다.

둘째, 적절한 운동을 꾸준히 해야 한다(매일 40분 이상, 빠른 걷기 등). 심장 수술을 하였다고 하여 운동을 꺼려하는 것은 잘못이다. 꾸준한 운동은 오히려 심장에 도움이 되며, 특히 환자에게 동반된 위험인자인 비만, 고혈압, 고혈당, 이상 지질혈증을 개선(중성지방은 내려가고, 좋은 HDL 콜레스테롤은 올라감) 할 수 있다. 덤으로 즐거운 운동은 정신적 스트레스도 덜어준다.

이처럼 환자 스스로 건강한 라이프 스타일을 유지하는 것이, 성인병을 예방 하면서, 선천성 심질환이 없는 사람들과 마찬가지로,
  긴 세월 건강한 심장으로 살아갈 수 있는 비책이라 하겠다.

자중자애 自重自愛!

| Fig 1 |

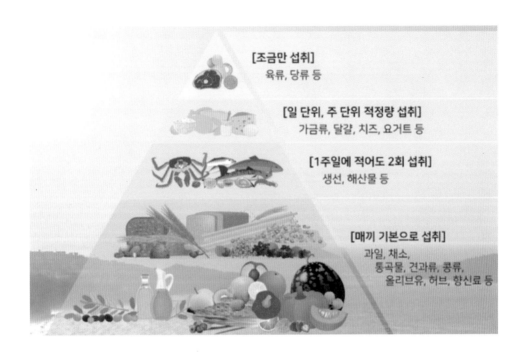

[조금만 섭취]
육류, 당류 등

[일 단위, 주 단위 적정량 섭취]
가금류, 달걀, 치즈, 요거트 등

[1주일에 적어도 2회 섭취]
생선, 해산물 등

[매끼 기본으로 섭취]
과일, 채소,
통곡물, 견과류, 콩류,
올리브유, 허브, 향신료 등

지중해식 식단

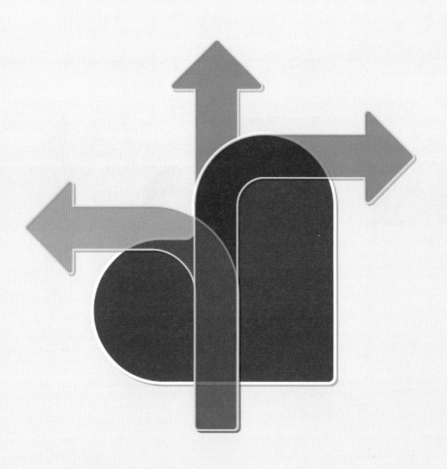

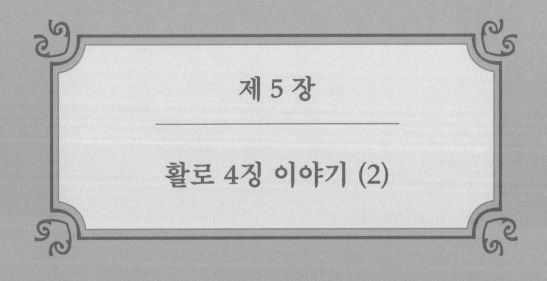

제 5 장

활로 4징 이야기 (2)

Long after the heart surgery

'활로 4징' 한걸음 더

제4장에서 언급되었듯이 활로 4징은 청색증이 있는 대표적인 선천성 심장병이다. 흔히 심실 중격 결손, 폐동맥 협착, 대동맥 위치 이상Overriding, 우심실 비대의 네 가지 소견을 보인다고 하여 1888년 프랑스 의사 활로Etienne-Louis Arthur Fallot가 처음 기술한 이후 그의 이름을 따서 이처럼 불리고 있다(Fig.1).

심실 중격 결손이 있고 폐로 가는 통로가 다양하게 좁아서(폐동맥 협착), 우심실에서 폐로 가야 될 혈액이 일정 부분 이 결손을 통하여 좌심실로 가게 된다. 즉 체순환을 거치면서 산소가 낮아진 혈액Desaturated이 산소가 높은 혈액Oxygenated과 심장 내부에서 섞이므로, 결과적으로 좌심실에서 대동맥을 통해 전신에 공급되는 혈액의 산소포화도는 정상보다 낮아져서 입술, 손가락, 발가락 등의 말단에 청색증이 생기는 것이다.

이는 흔히 접하는 설명이다.

| Fig 1 |

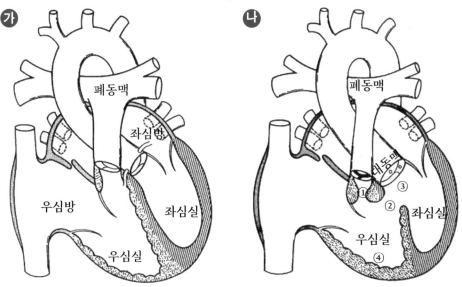

가. 정상 심장.

나. 활로 4징의 네 가지 특징적인 소견: 심실 중격 결손(1), 폐동맥 협착(2), 대동맥 위치 이상(3), 우심실 비대(4).

| Fig 2 |

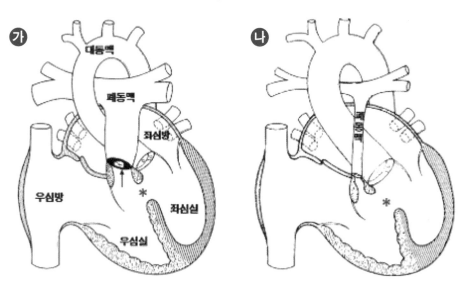

가. 심실 중격 결손(별표)과 폐동맥 판막 협착(화살표).

나. 활로 4징에서의 심실 중격 결손(별표),
   대동맥 위치 이상(overriding aorta), 좁은 폐동맥.

그렇다면 심실 중격 결손과 폐동맥 협착Ventricular septal defect with pulmonary stenosis, VSD-PS (Fig.2)을 동시에 갖는 질환과 다른 점은 무엇인가?

VSD-PS는 수술 후 특별한 합병증 없이 잘 살아가는데, 활로 4징은 왜 수술 후 여러 가지 문제들을 겪는 경우들이 많은가?

두 질환은 일견 비슷해 보이나 아주 큰 차이가 있다.

질환의 발생 과정이 크게 다르다.

즉, 앞에서 설명한 활로 4징 정의는 선천성 심장 질환의 발생학Embryology적 이해가 결여된 채 눈에 보이는 네 가지 소견만을 기술한 것이다. 아직 발생학적 지식이 쌓이기 전인 19세기 무렵의 한계였다고 할 수 있다.

발생학적 관점에서 보면 심실 중격 결손이 생기는 과정은 두 질환에서 같다. 그러나 폐동맥 협착이 만들어지는 과정은 두 질환에서 차이가 있으며, 활로 4징에서 폐동맥 협착의 발생은 아래와 같이 복잡한 과정을 거친다.

1. 폐에서 처음 폐포Alveoli의 싹이 틀 때Budding, 이를 둘러싸는 자체적인 혈관 체계Vascular plexus가 생긴다. 이들은 점차 폐동맥과 폐정맥으로 분화Differentiate 되며, 그 기시부는 퇴화하게 된다. 퇴화하지 못하고 남은 혈관이 소위 주요 대동맥-폐동맥 측부 혈관Major AortoPulmonary Collateral Arteries, MAPCA이라는 어려운 이름의 구조물이다.
2. 심장에서는 대동맥과 폐동맥이 합쳐 있는 초기 상태인 동맥간Truncus arteriosus이 적절한 비율로 나뉘어Separation, 대동맥과 주폐동맥Main pulmonary artery이 된다.

| Fig 3 |

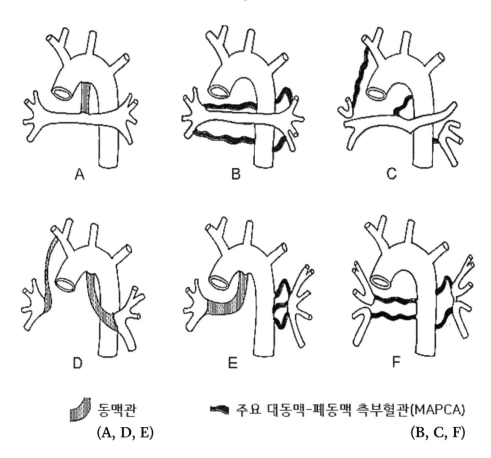

동맥관
(A, D, E)

주요 대동맥-폐동맥 측부혈관(MAPCA)
(B, C, F)

활로 4징에서 이러한 나뉘는 비율이 심하게 치우치면 심한 폐동맥 폐쇄가 되는 것이고, 그 비율이 정상치에 가까우면 '청색증이 거의 없는Pink 활로 4징'이 되는 등 다양한 스펙트럼을 보이게 된다. 더불어 이때 폐동맥 판막과 대동맥 판막도 생기게 된다.

3. 한편 대동맥 궁 부위에서 폐와 심장으로부터 나온 혈관들을 연결해주는 구조인 좌우 폐동맥이 생긴다. 이들의 근위부와 원위부는 기원이 다르다. 근위부는 전방 대동맥4th arch에서, 원위부는 후방 대동맥6th arch에서 시작한다. 시간이 지나면서 근위부와 원위부가 합쳐져 좌우 폐동맥이 만들어지는 것이다.

4. 얼마 동안 이러한 이중 혈액 공급체계Dual supply를 가지면서 심장과 폐가 함께 발육하게 된다. 앞에서(1, 2, 3) 설명한 세가지 혈관들은 결국 폐문부에서 만나고, 여러 번의 리모델링을 거쳐, 최종적으로 심장 중심의 폐동맥 체계라는 일원화된 모습을 갖게 된다. 이때 일부 혈관 부위6th arch는 퇴화하도록 프로그램 되어있다Programmed cell death. 만약에 이 과정이 완전치 못하면, 퇴화의 정도에 따라 출생 시 폐동맥 체계는 다양하게 된다(Fig. 3).

따라서 활로 4징이라는 진단명은 같아도 환아들의 상태는 다를 수 밖에 없다.

간단히 심실 중격 결손을 막아주고 폐동맥 판막 협착을 조금 손보아 문제가 해결되는 정도부터, 여러 차례의 수술에도 불구하고 폐동맥이 충분히 자라주지 못해 소위 완전교정 수술을 할 수 없는 정도까지.

게다가 폐동맥 판막 이상의 정도도 환자마다 다르므로, 이러한 여러 가지 요인이 겹치게 되면 천변만화를 그리게 된다.

그러나 이러한 다양한 구조적 문제들도 수술이라는 관점에서 보면, 심실 중격 결손을 막아주고, 우심실에서 폐혈관으로 산소포화도가 낮은 혈액을 보내며, 합당한 기능의 폐동맥 판막을 갖추어 주어야 한다는 지향점은 같다.

이것이 활로 4징뿐만 아니라 한걸음 더 나아가 폐동맥 폐쇄를 동반한 심실 중격 결손의 여러 경우까지를 동일 진단으로 간주하여 치료해야 하는 이유다.

반면에, VSD-PS는 발생학적으로 혈관(폐, 대동맥궁)의 기원은 정상이나, 심장에서 동맥간이 나뉘고 나서 판막이 형성되는 과정에 문제가 있어 나타나는 질환이다. 즉, VSD-PS는 심장만의 문제이고, 활로 4징은 심장과 폐(혈관) 두 장기의 문제이다.

다음 연재에서는 폐동맥의 이상 소견을 보이는 여러 경우들을 살펴보기로 한다.

누가 물었다

활로 4징에서 심실 중격 결손을 막아주면 작은 폐동맥이 잘 자라지 않겠느냐고?

기원이 다른 여러 가지 혈관들이 만나고, 수 차례 리모델링을 거쳐 최종 폐동맥 혈관 체계가 만들어 지는 것이므로, 이들이 만나는 단계마다 이상이 발생할 수 있다. 또한 이상이 있는 부분들은 잘 자랄 수도, 자라지 않을 수도 있다. 심실 중격 결손을 막은 후 폐동맥이 잘 자라지 않는 경우에는 우심실에 압력 과부하가 걸려 치명적인 상태에 빠질 수도 있다. 따라서 심실 중격 결손을 막아주기 전에 폐동맥 크기가 충분한지 여러 가지 지표Nakada index, McGoon ratio로 평가하여, 완전 교정수술을 결정한다.

더불어 작은 폐동맥을 키우려는 다방면의 고식적 수술들이 필요할 수 있다.

1. 체-폐동맥 단락 수술
2. 다양한 우심실 유출로 확장 수술
   - 패치Patch를 이용한 경우
   - 도관Conduit을 이용한 경우
   - 스텐트Stent를 이용한 경우
3. 주요 대동맥-폐동맥 측부 혈관MAPCA 구조개선 수술Unifocalization

완고한 폐동맥

천지현황(天地玄黃)

만주 벌판에 서보면 안다.

해 지면 하늘(天)엔 칠흑 같은 어둠(玄)뿐이고,

해 뜨면 흙먼지 이는 누런(黃) 땅(地)만이

끝없이 눈에 들어온다는 것을.

천자문의 첫 구절은 외울 필요가 없다는 것을.

다섯 살 아이는 할머니 손에 이끌려 그곳에서 왔다. 아이의 증상은 심했으나 작고 까무잡잡하여 얼핏 보면 청색증이 눈에 띄지 않을 정도였다. 활로 4징에 더하여 방실중격 결손Atrioventricular septal defect이 함께 있었으며, 폐동맥이 여기저기 좁아져 있었다(Fig.1).

아이는 한중 수교 이후 독지가들의 도움으로 서울에 올 수 있었고, 개심

| Fig 1 |

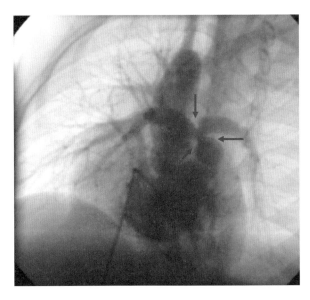

주폐동맥과 좌우 폐동맥의 시작부위가
좁아져 있음(화살표)

| Fig 2 |

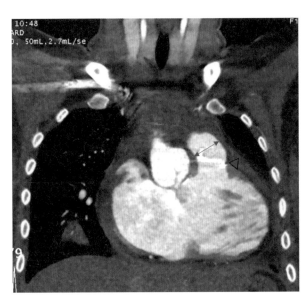

삽입된 인공 폐동맥 판막(화살표 머리)
및 충분한 크기의 주폐동맥(화살표)

수술을 받게 되었다. 완전 교정술을 포함하여 세 번에 걸친 수술이 이어졌고, 동종 이식 판막을 삽입 받았으며 어려운 회복 과정을 거쳐 고향으로 돌아갈 수 있었다.

그 사이, 아이가 선천성 심장병에 걸렸다는 이유로(엄마의 탓으로 여기는 그곳 세태 탓으로) 집을 나가야 했던 아이 엄마도 집으로 돌아왔다고 한다 (Happy family reunion!).

이후 신통하게도 아이는 그곳에서 제일 좋은 중(고등)학교를 거쳐 의과 대학을 무사히 마쳤다. (초등학교 선생님으로 성년 퇴임하였던 할머니의 지극 정성이 큰 자극이 되었으리라).

나이 서른이 되어 다시 인공 폐동맥 판막 삽입 수술을 받았다(Fig.2).

아직 심장 상태는 완전치 않아(Fig.3) 투약 관찰이 필요하지만, 안정된 직장에서 행복한 생활을 누리고 있다.

그러나 생각해 보면 천지 현황 그 사이에 온전한 존재가 얼마나 되겠는가?

감사할 따름이다.

@ 이 증례에서 어려웠던 점들

• 첫 수술 후 우심실 압력이 대동맥 압력의 2/3에 달할 정도로 높았다. 잘 자라지 않는(완고한) 폐동맥의 크기가 문제였고, 그 상태로 퇴원과 귀국을 시킬 수는 없었다. 아이는 비자 문제와 짧은 체류 기간으로 인해 언제 다시 병원에 올 수 있을지도 기약할 수 없는 상황이었다.

| Fig 3 |

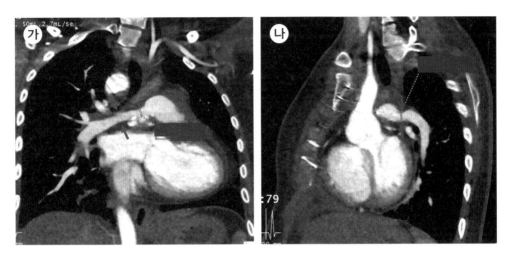

여전히 작은 좌우 폐동맥(화살표): 가. 우폐동맥, 나. 좌폐동맥

| Fig 4 |

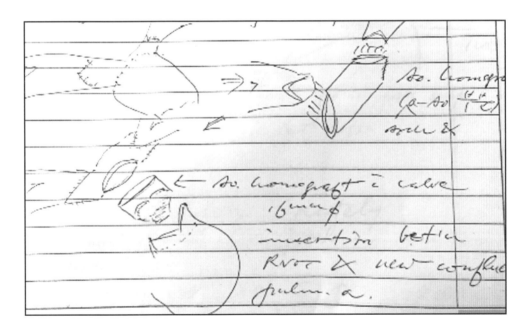

- 1992년 한중 수교에 이어 1999년 재외동포법이 발효되었지만, 이후 한참이 지나서야 중국 동포들은 자유로운 출입국이 가능해졌고, 의료보험 혜택도 받을 수 있게 되었다. 따라서 당시 여러 차례의 수술 경비는 상당했었다. 모든 지원을 아끼지 않았던 세종병원 원장님과 세이브더칠드런 이사장님께 감사드릴 따름이다.

- 환자에게 사용된 동종 이식 판막도 문제였다. 1998년 무렵 국내에서는 상품화된 CryoLife 제품을 구할 수 없었다. 다행히 필자가 근무하던 서울아산병원에서 자체로 마련한 동종 이식 판막을 사용할 수 있었는데 (Fig.4), 당시 국내에서 심장 이식 수술이 시행되던 유일한 병원이었기 덕분이었다.

- 수술 후 심장CT에서 보듯이 주 폐동맥은 크게 만들어 줄 수 있었지만 좌/우 폐동맥 스스로의 발육은 여전히 부진하다(Fig. 3).

엉뚱한 폐동맥

증례 1

아이의 아빠는 얼굴이 하얗고 앳된 모습이었다. 개척교회를 시작한지 얼마 안 된 목사님이라 했다. 아직 백일도 되지 않은 갓난 아기를 중환자실에 입원시켜 두고 어찌할 바를 모르고 있었다.

아기는 응급실을 통해 중환자실로 입원하자마자 호흡곤란과 저산소증으로 인공호흡기를 필요로 했다. 여러 검사 결과 통상적이지 않은 활로 4징이었다. 폐동맥 판막 부위는 좁으나 그 이후부터 양쪽 폐 입구까지는 터무니없이 늘어난 폐동맥이 보였다(Fig. 1).

'폐동맥 판막이 없는 활로 4징Absent pulmonic valve syndrome'이라는 이상한 진단명이었다. 아무튼 이 늘어난 폐동맥이 기관지와 폐 조직을 눌러 심한 호흡곤란과 저산소증을 초래하고 있었다.

| Fig 1 |

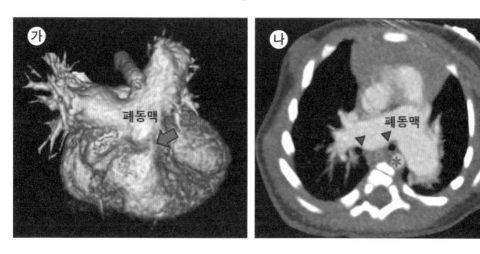

좁아진 폐동맥 판막 부위(화살표)와 늘어난 폐동맥으로 인해
눌리는 기관지(화살표 머리). 늘어난 폐동맥이 하행 대동맥(별표)의 3배.

| Fig 2 |

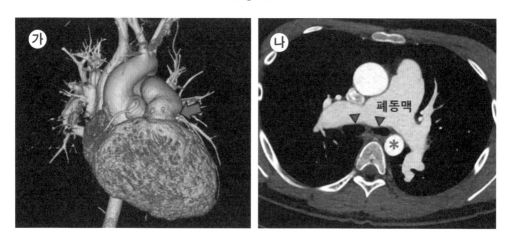

호전된 폐동맥 판막 부위(화살표)와 기관지(화살표 머리).
정상화된 폐동맥과 하행 대동맥(별표) 비율.

급히 수술을 해야만 문제를 해결할 수 있었다.

그런데 문제는 두 가지.

하나는 과도하게 늘어난 폐동맥 부위를 줄여준 뒤, 기관지와 폐가 순조롭게 회복될 수 있느냐는 것이고,

다른 하나는 이 작은 심장에 들어갈 수 있는 인공 폐동맥 판막이 있어 완전 교정술을 할 수 있느냐 하는 것이다.

백일을 열흘 앞 둔 아기의 체중은 4 kg이었다. 수술은 크리스마스를 이 주 앞둔 12월 12일 진행되었다. 늘어난 폐동맥 부위를 과감히 절제하여 기관지 압박을 줄여주었고, 인공 판막을 사용하지 않고도 다행히 완전 교정술을 마무리할 수 있었다. 수술 직후 우심실 압력은 대동맥 압력의 절반 이하로 떨어져 만족할 만한 상태가 되었고, 수술 후 경과는 우려와 달리 순조로웠다. 인공호흡기도 무난히 3일 만에 제거할 수 있었고, 아이의 체중도 잘 늘어주었다.

크리스마스 이브, 아기를 안고 퇴원 인사를 하는 젊은 목사님 부부는 그지 없이 환한 얼굴이었다. 이후 아기는 놀랍게도 잘 자라주었고 운동도 또래들 만큼 잘 한다고 했다.

그들의 주님께서 밤으로 낮으로 지켜 주신 덕분이리라.

어느 여름방학에 가족이 함께 찾아왔다. 이제 고3 올라가면 수험 준비로 힘들 텐데, 그 전에 심장 상태를 검사해보고 싶다고 했다.

심장 초음파 검사에서 폐동맥 판막 역류가 심했고, 우심실이 많이 늘어나 있었으며, 심실 중격의 움직임이 비정상적이었다. CT 검사에서 우심실

용적이 과하게 늘어나(이완기 345 mL, 수축기 135 mL), 좌심실 용적(이완기 142 mL, 수축기 72 mL)의 두 배 이상의 차이를 보여 인공 폐동맥 판막이 필요한 시점이었다(Fig. 2).

같은 해 겨울 방학이 되어, 충분히 큰 기계식 인공 판막을 넣어주고 폐동맥도 축소하는 수술을 무난하게 마칠 수 있었다.

건실한 온 가족의 기도가 아마도 평생 그와 함께 할 것으로 믿는다.

증례 2

이제 여섯 살이 된 아이는, 제법 많이 컸다고,
비행기를 타고 오가는 병원 나들이를 즐거워한다.

백일이 막 지나 처음 병원에 왔을 때에는, 청색증은 없었으나 숨을
할딱거리며 젖을 먹는 것도 힘들어했다. 검사 결과 심실 중격 결손에 폐동맥
폐쇄가 동반되어 있었고Pulmonary atresia-VSD(Fig. 3-가), 말초 폐동맥은 과도하게
늘어나 있었다.

폐동맥의 발생 과정에서 퇴화되지 않고 남아 있는 폐혈관들MAPCA이 출생 후
대동맥으로부터 직접 높은 압력으로 과량의 혈류를 받으므로 청색증이 없는
것이다. 이를 방치하면 폐동맥 고혈압이 점점 심하게 되고 급기야 수술을
받지 못하는 지경에 이르게 된다. 따라서 진단과 함께 즉시 수술을 필요로
한다.

문제 해결은

　　　　1. 우심실에서 폐혈관에 이르는 길을 만들어 주고,

　　　　2. 대동맥에 직접 연결된 폐동맥들의 시작 부위를 차단하고,

　　　　3. 그렇게 함으로써 심장에서 폐동맥으로의 혈류 체계를 일원화해주고,

　　　　4. 폐동맥 체계가 안전해지면 심실 중격을 막아주고,

　　　　5. 적절한 시기에 적합한 인공 폐동맥 판막을 넣어주는 것이다.

환아는 생후 4개월에 위에 설명한 1번과 2번 수술을 무사히 받았다(Fig.3-나).

| Fig 3 |

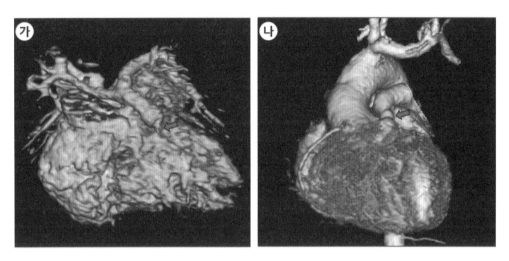

가. 출생 직후 CT: 폐동맥 폐쇄 부위(화살표)
나. 첫 수술 직후 CT: 스텐트 삽입 후 형성된 우심실과 폐혈관의 연결 부위(화살표)

| Fig 4 |

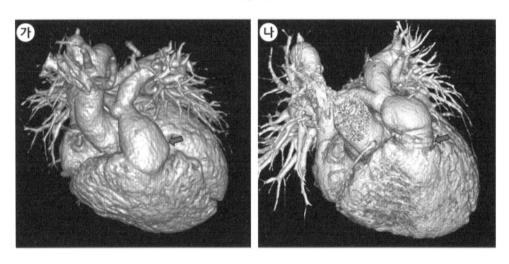

가. 심실 중격 결손 봉합 후 CT: 충분히 확보된 폐동맥(화살표)
나. 인공 폐동맥 판막 삽입 후 CT: 인공 폐동맥 판막 부위(화살표)

이어서 생후 11개월에 심실 중격 봉합수술을 받았고(Fig. 4-가), 매우 이른 나이(46개월)에 성인 크기(21 mm)의 기계식 인공 폐동맥 판막 삽입 수술을 받은 후(Fig.4-나) 무럭무럭 자라고 있다. 하지만 혈액 응고 방지제를 복용하므로 일년에 두어 번 검사를 위해 병원을 방문하여야 한다.

너무나도 완고한 폐동맥

증례 1

이제 또래에 비해 길쭉하게 자랐으며, 붙임성이 좋은 아이는 항상 할머니와 엄마의 손을 잡고 진료실을 들어섰다.

폐동맥 폐쇄, 심실 중격 결손, 주요 대동맥-폐동맥 측부 혈관이라는 복잡한 진단명을 가진 아이다. 아이의 밝은 표정에 비해 어른들의 분위기에는 항상 걱정이 가득했다(Fig.1).

그도 그럴 것이 아이는 생후 백일도 되기 전부터 시작하여 돌 무렵까지 이미 세 번이나 수술(도관 삽입을 위한 개심 수술 두 번, 체-폐동맥 단락 수술 한 번)을 받은 상태였기 때문이다.

다른 병원에서 수술을 받고 필자를 찾아왔을 당시 이미 양측 폐동맥의 문제는 매우 심각하여, 왼쪽 폐동맥은 엉뚱하게 늘어나 있었고, 오른쪽

| Fig 1 |

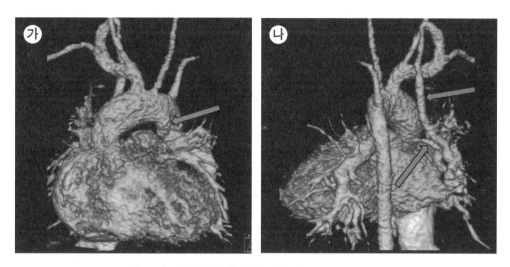

가. 주폐동맥 없이 커다란 왼쪽 폐동맥 기시부(화살표).
나. 크고 작은 두 개의 오른쪽 폐동맥 (화살표).

| Fig 2 |

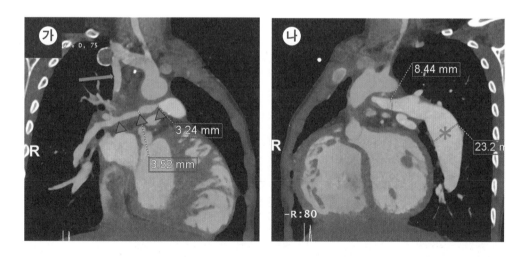

오른쪽 체-폐동맥 단락술(화살표)에도 불구하고
매우 작은 오른쪽 폐동맥(화살표 머리)과 엉뚱한 왼쪽 폐동맥(별표).

폐동맥은 발육이 멈춘 채로 아주 작았다(Fig.2).

다행히 폐 실질의 기능이라는 관점에서 보면, 늘어난 폐동맥이 있는 왼쪽 폐가 오른쪽 폐에 비해 월등하게 자라주었기에, 네 살에 심실 중격 결손을 막아줄 수 있었다.

이후 일곱 살에 기계식 인공 폐동맥 판막 삽입술을 받았고, 이제 중학생이 되어 씩씩하게 뛰어 놀며 운동 선수가 꿈이라고 한다. 우심실은 압력이 대동맥 압력의 1/3 정도로 만족할 만하며, 수축 기능노 성상석이다. 한쪽은 엉뚱하고 한쪽은 완고한 폐동맥을 가진 채로(Fig.3).

| Fig 3 |

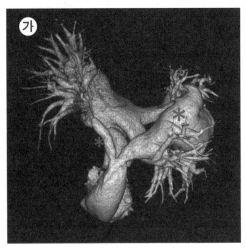
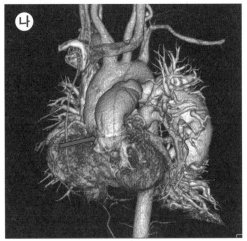

양측 폐동맥의 극심한 불균형(별표), 인공 폐동맥 판막(화살표) 삽입 후.

증례 2

이번 증례는 앞의 증례와 공교롭게도 나이며 진단명이 같다. 폐동맥 폐쇄, 심실 중격 결손, 주요 대동맥-폐동맥 측부 혈관이라는 복잡한 진단명.

그러나, (Fig. 4)에서 보듯이 하행 대동맥에서 기시하는 측부 혈관들이 매우 특이하여 히드라의 머리처럼 여러 갈래로 되어 있었다. 이 혈관들은 다수임에도 불구하고, 하나하나가 엉뚱하게 늘어나 있지 않았으며 오히려 군데군데 좁아져 있었다. 덕분에 산소 포화도는 80~85% 정도로 잘 유지되어 돌 무렵까지 발육을 지켜볼 수 있었다.

이 아이의 문제 해결을 위한 순차적인 수술은 아래와 같았다.

1. 돌 무렵, 개심 수술로 도관을 이용하여 우심실에서 폐혈관에 이르는 길을 만들어 주고, 이어서 스텐트 시술로 충분한 주폐동맥을 확보(Fig.5).
2. 세 살 무렵, 좌측 흉곽을 따로 열어 측부 혈관들이 기시하는 하행 대동맥 일부를 통째로 도려내고, 연이어 개심 수술로 정중 흉골 절개술 하에 이를 주폐동맥에 연결.
3. 그렇게 함으로써 심장에서 폐동맥으로의 혈류 체계를 일원화함. 그러나 이후 자가 폐동맥 조직이 자라지 않아(Fig.6) 여러 차례의 풍선 확장 시술을 시행.

이러한 노력에도 불구하고 말초 폐동맥 크기가 여전히 작아서, 사춘기가 된 현 시점에서도 심실 중격 결손을 막아주지 못하고 관찰 중이다(산소 포화도 80% 언저리).

| Fig 4 |

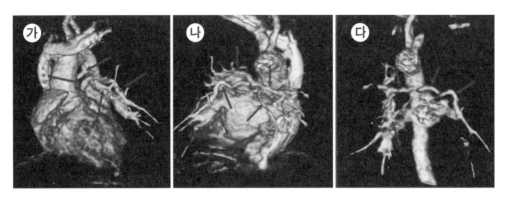

주폐동맥은 보이지 않고 산발한 측부혈관들(화살표).

| Fig 5 |

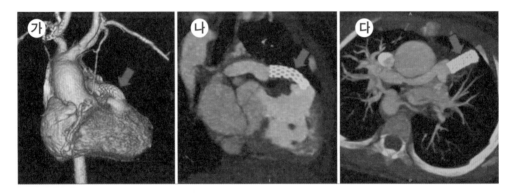

우심실과 폐동맥을 연결한 도관과 스텐트(화살표).

| Fig 6 |

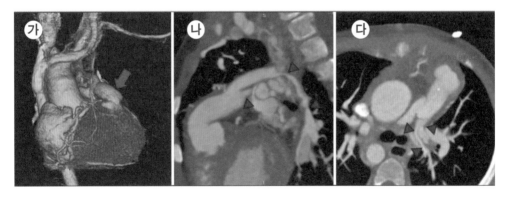

주폐동맥에 해당하는 커진 도관 부위(화살표)와 여기저기 작은 말초 폐동맥들(화살표 머리).

하물며 장차 인공 폐동맥 판막 삽입은 기대하기 어려운 상태이다.

앞선 증례들에서 설명하였듯이 활로 4징이나 폐동맥 폐쇄를 동반한 심실 중격 결손 환자들에 있어서 폐동맥 발육 상태는 다양하다.

발생학적으로 이미 예정된 운명(Programmed cell death)을,
인간의 기술로 모두 바로잡을 수는 없는 것이리라.

착한 폐동맥

증례 1

아기는 재태 기간 36주 만에 쌍둥이 중 첫째로 태어났다. 출생 체중 2,150 g으로 하위 11%(퍼센타일) 범위에 속하는 작은 아기였다. 게다가 선천성 심장병을 가지고 있었다. 심실 중격 결손, 폐동맥 폐쇄, 그리고 커다란 동맥관의 조합이었다(Fig.1).

둘째도 2,910 g으로 작았지만 심장에는 전혀 문제가 없었기에 부모는 더욱 가슴 졸이며 하루하루를 지켜보고 있었다.

주사약으로 동맥관을 유지하며 45일 동안 신생아 중환자실에서 키우다가 3,100 g이 되어 수술을 받게 되었다. 개심 수술로 인조 혈관을 이용하여 우심실과 근위부 폐동맥을 연결하여 주고 동맥관은 차단하였다. 이후 체중 증가 및 다른 장기들의 발육을 지켜보기로 하였다(Fig.2-가).

생후 7개월에 왼쪽 폐동맥의 이전 동맥관 접속 부위가 좁아 수술을 다시 받았고, 생후 15개월에 인조 혈관 근위 부위가 좁아져 보완 수술을 받았다 (Fig.2-나). 다행히, 이후 폐동맥이 안정적으로 자라주어 생후 24개월에 심실 중격 결손 봉합 수술을 받을 수 있었다(Fig. 3). 이제 폐동맥 판막의 문제만이 남았다.

드디어 세 돌이 지나면서 아이는 쌍둥이 동생의 체중을 따라잡았다.

기쁨 두 배!

| Fig 1 |

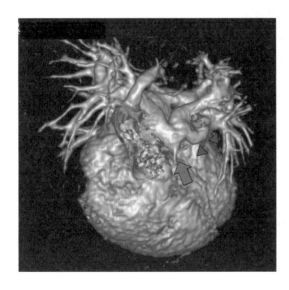

폐쇄된 폐동맥(화살표),
커다란 동맥관(화살표 머리).

| Fig 2 |

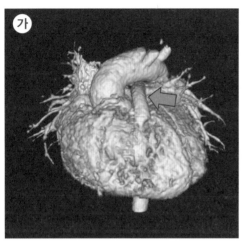 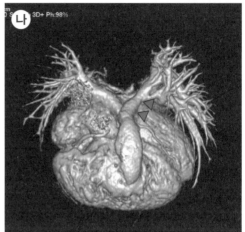

가. 우심실과 주폐동맥을 연결한 도관(화살표).
나. 잘 자라준 왼쪽 폐동맥(화살표 머리).

| Fig 3 |

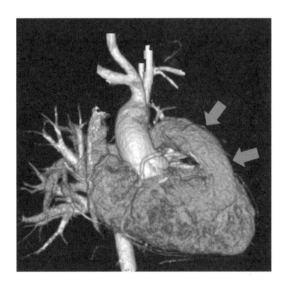

최종 수술 후, 온전한 모습의 폐동맥
(화살표, Fig.1과 비교).

증례 2

청색증이 심한 아기는 멀리 몽골에서 왔다.
생후 100일이 막 지나서.

심실 중격 결손, 폐동맥 폐쇄, 그리고 실낱처럼 좁아진 동맥관과 그 주변 폐동맥의 협착Severe juxtaductal stenosis으로 인해 폐로 가는 혈류가 매우 적은 상태였다 (Fig.4-가).

코로나가 한창인 와중에 입국한 지 5일만에 수술이 행해졌다. 전신 마취를 하고 수술 준비를 하는 도중 산소 포화도가 급격히 떨어져 거의 심폐소생술이 필요한 지경이었다.

개심 수술 하에 자가 심낭pericardium을 이용하여 왼쪽 폐동맥의 크기를 키워주고, 우심실과 근위 부 폐동맥 사이에도 역시 자가 심낭을 이용한 도관으로 길을 만들어 주었다(Fig.4-나).

수술 직후 아기의 상태는 안정적이었고, 산소 포화도 역시 90% 이상을 보였다. 매우 긍정적인 징후였다. 그러나 심실 중격 결손이 남아있는 상황에서 아기를 몽골 집으로 돌려보내기는 아쉬웠다. 완전 교정 수술까지의 기간이 길지 않을 것 같았기 때문이다.

다행히 아기의 치료를 지원해주시는 성수동 교회의 적극적인 도움으로 체류 기간을 연장하면서 세 달여의 서울 생활이 이어질 수 있었다.

두 달이 지난 시점에 추가 검사 상 심실 중격 결손 봉합이 가능한 상태가 되어 두 번째 개심 수술이 이어졌다. 병원 당국으로부터 치료비가 많이 나왔다는

| Fig 4 |

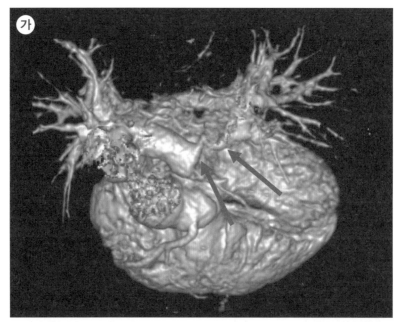

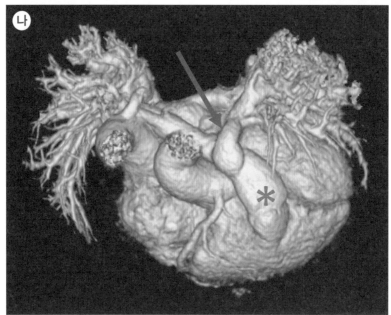

가. 수술 전, 실낱 같은 왼쪽 폐동맥 부위(화살표).
나. 수술 후, 온전한 모습의 왼쪽 폐동맥(화살표)과 주폐동맥(별표).

압박이 있었지만 수술 후 열흘 만에 아기는 고향으로 무사히 돌아 갔다.

두 돌 즈음에 현지 선교사님께서 아기가 뒤뚱거리며 달음질 하는 동영상을 보내주셨다.

이역만리에서 사목하시는 모든 분들께 큰 응원을!

이제 아이는 평원에서 말을 신나게 달릴 수 있을 나이까지 잘 자랄 것이다.

그러나 걱정이다. 그곳에서 아이의 주변 위생 상태를 잘 유지하여 심내막염이 발생하지 않도록 챙겨야 하고, 꼼꼼한 추가 검사로 우심실의 기능을 평가하여 인공 폐동맥 판막이 필요한 시점을 놓치지 말아야 한다. 언젠가는 적합한 인공 판막 삽입 수술도 필요할 것이다.

또 누군가의 손길이 닿기를 기원하자.

폐동맥이 풍성하게 잘 자라주기만 한다면,
활로 4징이나 심실 중격 결손을 동반한 폐동맥 폐쇄증은
그렇게 어려운 상대는 아니다.
문제들을 하나 하나 step by step **해결해나가면 된다.**

졸탁동기(卒啄同機)

증례 1

젊은 부부는, 첫째 아이가 좋아지기 전에는,

두 번째 아기를 갖지 않기로 서로에게 다짐했다.

아기가 청색증을 보인다고, 청진 상 심 잡음이 들린다고, 선천성 심장병이 의심된다고 소아과에서 들었기 때문이다. 첫 아기를 안았을 때의 감사는 시간이 지나면서 걱정과 원망으로 퇴색하고 있었다. 젊은 해군 장교인 아빠는 근무지를 옮겨 다닐 때마다 큰 병원들을 찾았고 심지어 해외(대만)의 병원까지 찾아가기도 했다.

진단은 폐동맥 폐쇄, 심실 중격 결손, 그리고 대동맥-폐동맥 측부 혈관MAPCA 등의 조합으로 된 청색증성 선천성 복잡 심장병이라는 긴 이름의 병(Fig. 1) 이었다.

| Fig 1 |

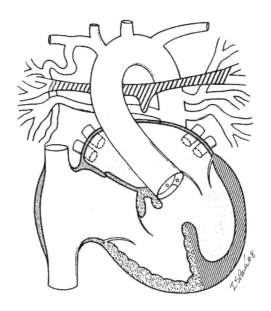

| Fig 2 |

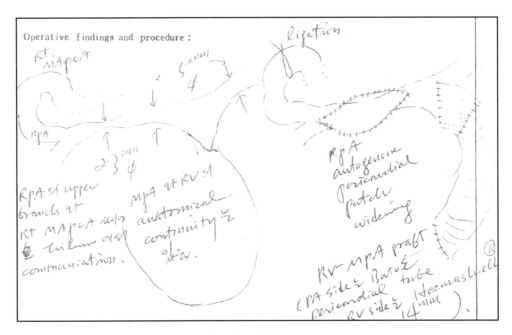

수술 기록지. 일차 수술.

그런데 찾는 병원마다 당시로서는 손을 댈 수 없다는 답이 전부였다. 그러나 희망의 끈을 놓지 않고 아이에게 지극 정성을 다 했고, 다행히 아이는 놀랍게도 그 상태에서 잘 자라주었다. 그렇게 간절한 기도 속에 시간은 흘러가고 있었다.

아이는 열 다섯 살이 되어 필자를 처음 만나게 되었다. 검사 소견들을 살펴본 결과 아직 폐동맥 혈관의 압력이 수술을 못할 정도(아이젠멩거 폐동맥 고혈압)로 높지는 않았고, 부분적으로 폐혈관의 발육이 부족했지만, 수술에 도전해 볼만 하다고 판단되었다.

필자가 복잡한 수술에 대해서 길게 설명을 했을 때, 아이 아빠의 답은 군인다웠다.

"해보십시다."

수술은 인공 심폐기 가동하에, 인조혈관을 이용하여 우심실과 폐쇄된 주폐동맥 사이의 길을 확보하고(폐동맥 판막은 없는 상태로), 불필요한 측부혈관은 차단하고, 작은 폐동맥은 성형으로 키워주는 긴 과정이었다(Fig. 2).

이후에는 전반적인 폐동맥들의 발육을 기대하며 지켜보는 시간이 필요했다. 회복은 더뎠고 가슴 졸이는 여러 순간들이 지나갔다. 기관 절개술이 필요했고 인공호흡기의 도움도 오래 받아야만 했다.

감사하게도 아이는 이러한 험한 여정을 잘 견뎌내었다. 게다가 그 어려움 속에서도 너무나 열심히 공부하여 좋은 치과대학에 한번에 붙었다.

스물 중반에 완전 교정 수술인 라스텔리 술식을 받을 수 있을 만큼 폐동맥은 자라주었고, 따라서 인공 폐동맥 판막을 삽입하고 심실 중격 결손을 봉합할 수 있었다. 이번 수술로 아이의 심장은 나무랄 데 없이 정상적인 기능을 하게 될 것이다.

수술이 끝나고 중환자실 앞에서 늦은 시각까지 기다리고 있던 장군님(아이 아빠)은 필자와 굳은 악수를 나누었다.

이후는 해피 엔딩.

어여쁜 신부와 결혼하여 귀여운 아이들 낳고 행복하게 살아가고 있다. 선한 웃음과 성실함이 배어있는 그는 오늘도 자신의 병원을 찾는 환자들의 치료에 열심이다. 부모님의 간절한 정성과 아이의 지극한 노력이 함께 어울어져 어둠의 껍질을 부수고 환한 세상으로 나아갈 수 있었다.

이는 신의 가호(God's blessing)인가?
우연한 선택(Natural selection)인가?

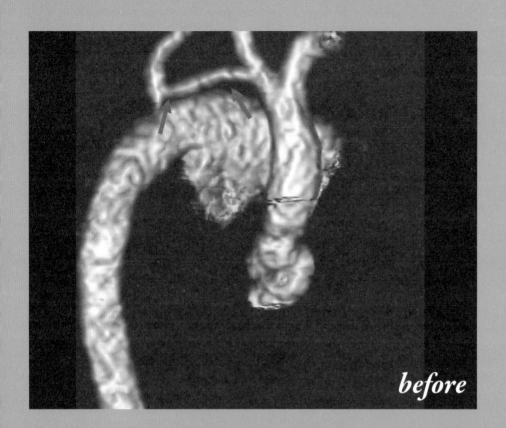

before

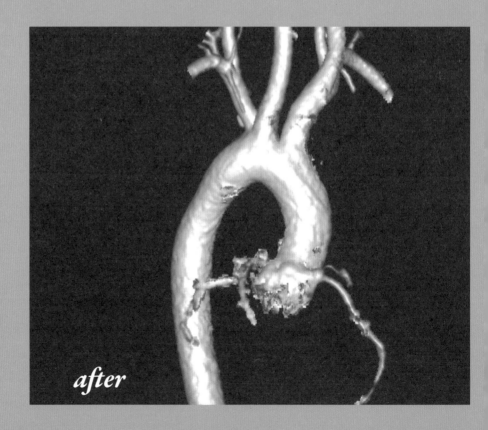

after

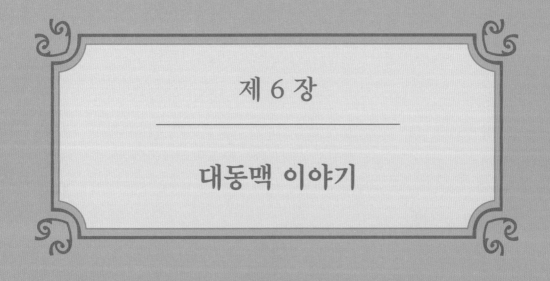

제 6 장

대동맥 이야기

Long after the heart surgery

열혈 청년

건장한 청년이 진료실에 들어오니 공간이 가득 채워지는 느낌이었다(신장 174 cm, 체중 90 kg, 체질량지수 29.7 kg/m^2).

공간만이 아니라 에너지까지도 출렁이는 듯했다.

그는 어릴 적 외래 진료를 받으러 올 때 마다 진료실 내를 두리번거리며 새로운 글자를 찾곤 했었다. 그리고 한자 경시대회에 나간다고도 했었다.

이제 25살, 어엿한 기계 공학도로 성장했지만, 좀 더 깊은 공부를 위하여 체코 유학을 앞두고 있는 시점에 병원을 찾았다.

"코로나 세 번 걸렸어요."

 (씩씩했다)

"저런~ 어쩌다 그렇게 됐어?"

유학 자금 마련을 위해 학원에서 아이들을 가르쳤고, 좀더 많이 벌기 위해(?)

| Fig 1 |

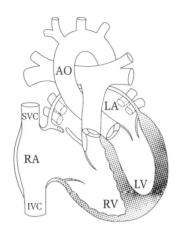

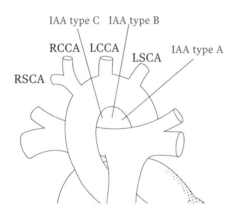

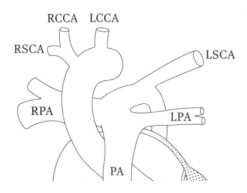

가. 정상 심장
나. 대동맥 궁 단절의 종류.
다. 대동맥 궁 단절 타입 B.

가능한 한 많은 시간을 할애하여 아이들과 접하다 보니 그렇게 됐단다.

그의 아버지가 고위 공무원으로 퇴직했으니 학비 걱정은 안 해도 되련만, 매사에 적극적으로 사는 한 아름다운 청년의 모습이다.

그는 출생 4일 만에 큰 심장 수술을 받았으며, 수술 부위를 봉합도 못한 채 생사의 고비를 일주일씩이나 버틴 아기였다.

한편 산모는 제왕절개 수술을 받은 후 2주 동안 아기와 첫 대면도 못한 채 눈물로 모자 상봉을 고대하던 상황이었다.

진단은 매우 드문 조합이었다.

대동맥 궁 단절 타입 B, 심실 중격결손증, 동맥관 개존증, 이엽성 대동맥 판막(Fig. 1) 등이 겹친 선천성 심장병으로, 동맥관이 막히면 사망하게 된다.

따라서 출생 직후 정확한 진단과 수술이 필요하다.

게다가 이 조합의 선천성 심장병을 가진 아이들의 경우 종종 뇌 발육에도 문제가 동반된다고 알려져 있다. (이러한 문제점들을 산모와 가족들에게 모두 설명할 수는 없는 것이다. 사실 신생아 시기에는 여러 임상 양상들이 나타나지 않을 수도 있으므로 차차 설명해도 된다. 그저 간절한 기도 뿐.)

쉽지 않은 수술이었다. 당시에는 환아의 체온을 매우 낮게 만든 상태에서, 뇌혈류를 포함한 전신의 혈류를 완전히 멈춘, 소위 '완전 순환 정지 상태'에서 심장의 문제점들을 해결해야 했다. 또한 단절된 대동맥 부위를 다른 인공 조직을 사용하지 않고 재건해야 했다. 심실 중격 결손을 봉합하고 이엽성 대동맥 판막문제는 지켜보기로 했다. 오랜 시간과 정교함이 요구되는 과정이었고, 수술 후 심장 기능이 회복되기까지에는 아기와 치료자의 인내의 긴 시간이 필요했다.

드디어 산모는 기쁨의 눈물을 흘리며 아기를 안고 퇴원할 수 있었다.

아이는 여섯 살에 다시 심장 수술을 받았다.

이엽성 대동맥 판막이 점차 좁아져 판막 성형술이 필요했기 때문이다.

그 아기가 이렇게 똑똑하고 건실한 청년으로 등장한 것이다.

디즈니 영화의 한 장면 같이.

그러나 가장 큰 걱정이었던 두뇌에 대한 걱정은 사라졌지만 아직 두 가지 문제점들이 남아 있다.

하나는 대동맥 판막이 여전히 이엽성 이므로 점차 판막의 협착과 역류가 발생할 수 있다는 점이다. 이 문제는 선천성 심장병이 없는 일반 성인에서도 나이가 들면서 종종 발견되는 문제로 결국에는 인공 판막으로 대체하는 수술이 필요할 수도 있다.

다른 하나는 재건된 대동맥 궁의 모양이, 좁아진 부위 없이 정상 모습(Fig. 2-가)을 유지하느냐 하는 점이다. 수술 시 다른 인공 조직을 사용하지 않고 단절된 부분을 직접 연결하므로 조직의 부족으로 인해 대개 고딕 아치 모양(Fig. 2-나)을 가지게 된다. 이러한 경우에는 높은 혈압이 대동맥 조직에 나쁜 영향을 미칠 수 있으므로 일찍부터 혈압 관리를 철저히 해야 한다.

비록 이 환자의 경우 고딕 아치를 보이고 있으나, 사지 혈압은 지극히 정상이었다(왼쪽 팔: 117/73 mmHg, 오른쪽 팔: 115/69 mmHg, 왼쪽 다리: 121/59 mmHg, 오른쪽 다리: 113/60 mmHg).

무엇보다도 이 청년은 앞으로 어떤 난관이 닥치더라도 무난히 넘어설 것이다.

열혈 청년이므로!

| Fig 2 |

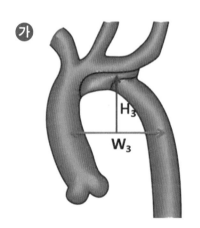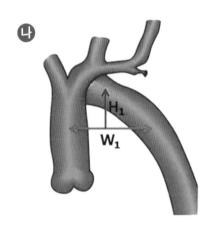

가. Roman 타입 대동맥 궁.
나 Gothic 타입 대동맥 궁.
W: 폭, H: 높이

구제

증례 1

생후 52일 된 아기가 응급실로 왔다.

다른 대학 병원에서 동맥관 개존증이라는 진단으로 수술을 받은 이후 상태가 급격히 악화되어 수술받은 지 하루 만에 옮겨온 것이다. 그러나 다시 시행한 검사 결과는 대동맥 궁 단절 타입 A, 심실 중격 결손, 동맥관 개존이라는 조합의 선천성 심장병이었다(Fig. 1).

게다가 그곳에서는 동맥관 개존증이라는 진단 하에 동맥관 결찰을 목표로 좌측 가슴을 열고 수술을 하였으나 사실은 동맥관이 아닌 좌 폐동맥을 결찰했던 것이다. 이후 남아있던 동맥관이 점차 좁아지면서 증상이 악화되니 부랴부랴 필자에게로 보내게 된 것이었다.

| Fig 1 |

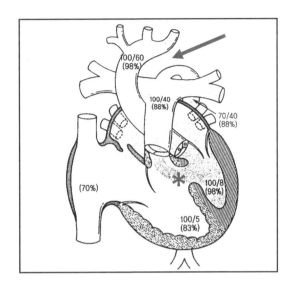

대동맥 궁 단절(화살표), 심실 중격 결손(별표)

| Fig 2 |

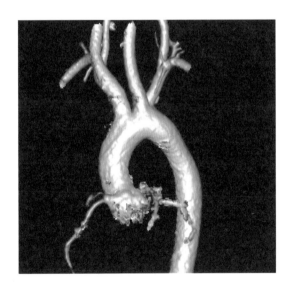

수술 후 정상적인(Roman type) 대동맥 궁

이틀이 지나 수술을 시행했다.

정 중앙 가슴을 열고 전신 혈류를 유지하면서 대동맥 궁을 재건하였다. 잘못 결찰된 좌 폐동맥을 풀어주고 동맥관을 잘 막아주면서 환아의 주 폐동맥 조직을 이용하여 대동맥 궁의 모양을 정상적인 모양으로 만들고 폐동맥 밴딩을 시행하였다.

심실 중격 결손은 아기를 키워가며 차차 해결하기로 하였다. 아기는 폭풍 속을 뚫고 순조롭게 회복되었고, 6개월이 지난 시점에 심실 중격 결손도 봉합 받음으로써 완전한 교정 수술을 빚게 되었다.

처음 수술을 시행한 병원에 대한 보호자 분들의 분노도 사그라들었다.

위기에 빠진 아기와 의료진 모두가 성공적으로 **구제**된 것이다.

아이의 초등학교 입학 전 시행한 CT에서 정상적인 대동맥 궁의 모양을 보였다(Fig. 2).

증례 2

애된 아기 엄마는 한국어가 서툴렀다. 자그마한 체구였지만 커다란 두
눈에서는 아기에 대한 애정과 총기가 강열하게 뿜어져 나오고 있었다. 손에는
항상 작은 메모지가 들려 있었고, 그 안에는 아기의 병에 대해 궁금한 것들로
빼곡히 채워져 있었다.

아기는 임신 39주, 체중 2.9 kg에 제왕절개술로 태어났다. 그런데 출생 후
시행한 심장 초음파 검사와 CT 검사에서 심한 대동맥 궁의 발육 저하, 심실
중격 결손, 동맥관 개존, 그리고 대동맥 판막 발육 부전 등의 조합을 갖는
선천성 심장병이 있었다(Fig. 3-가). 게다가 대동맥 판막 크기에 대한 측정
값이 검사 마다 달라, 두 개의 심실을 사용하는 수술로 갈지, 하나의 심실
수술 방법으로 가야 하는 지의 결정에 어려움이 있었다.

이런 경우엔 우선 안전한 방향으로 아기의 치료를 이끌어 가야 한다.

일단 출생 후 일주일에 좌측 가슴을 열고 왼쪽 상지로 가는 혈관과 하행
대동맥 사이에 작은 인조혈관을 넣어 주고 동맥관을 차단하는 수술을 하였다
(Fig. 3-나). 대동맥 궁이 더욱 좁아지더라도 상지와 하지에 고른 혈류를
유지하면서 대동맥 판막의 변화를 관찰할 수 있는 시간을 벌 수 있게 하기 위한
것이다. 다행히 아기는 수술 후 11일 만에 순조롭게 퇴원하였다. 이후 백일을
넘기면서 체중 5.2 kg으로 잘 자라주었고, 대동맥 판막도 좋은 쪽으로 변화를
보여주어, 두 개의 심실을 사용할 수 있다고 판단 되었다. 심실 중격 결손의

크기도 줄어들어 보였다.

여러 가지로 좋은 징조를 보인 것이다.

출생 후 4개월이 되어 본 수술을 시행하였다. 필자의 수술 방법대로(환아의 폐동맥 조직을 이용하여) 대동맥 궁을 온전한 모습으로 만들어 주고, 처음 사용했던 인조혈관은 제거하였다(Fig. 3-다). 폐동맥 밴딩을 추가하고 심실 중격 결손의 변화는 좀더 지켜보기로 하였다.

다시 7개월 후 남은 심실 중격 결손에 대한 개심 수술로 모든 문제가 순조롭게 잘 마무리되었다.

외래에서 지켜보는 아기는 무럭무럭 크고,

엄마의 우리말 실력도 부쩍부쩍 늘었다.

어느 날 아기 엄마가 어떤 진단명이 적힌 쪽지를 들고 왔다. 같은 나라에서 서울로 시집온 다른 산모의 아기가 모 병원 신생아 중환자실에 있는데, 필자의 병원으로 그 아기를 데려와도 좋겠느냐고.

"당근, 예스!"

| Fig 3 |

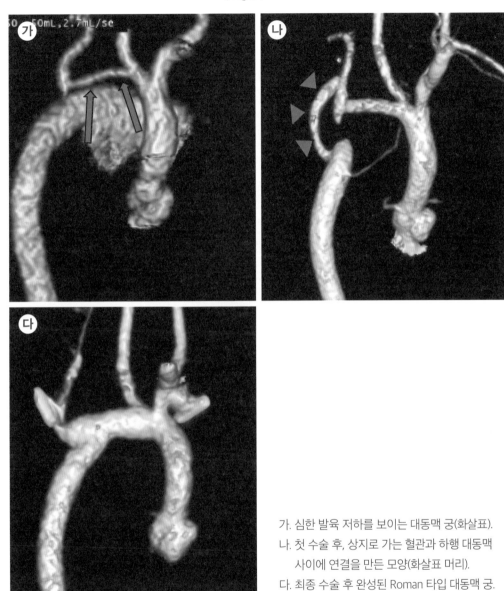

가. 심한 발육 저하를 보이는 대동맥 궁(화살표).

나. 첫 수술 후, 상지로 가는 혈관과 하행 대동맥
   사이에 연결을 만든 모양(화살표 머리).

다. 최종 수술 후 완성된 Roman 타입 대동맥 궁.

해송

아이가 외래 진료실을 밝은 표정으로 들어섰다. 활력 징후 검사에서 맥박 수가 빨랐다.

"맥박이 빠르구나."

"좀 흥분이 돼요."

"졸업 작품은 어떻게 됐어?"

"잘 됐어요."

아이가 스마트폰으로 사진 몇 장을 보여주었다. '정맥 주사 도구Infusion Kit'라고 자신이 이름 붙인 시제품을 찍은 것이었다.

"너무 좋다. 훌륭하구나. 축하해!"

대학에서 디자인 학과를 다니는 아이는 오랜 동안 병원에 입원해 있으면서도 졸업 작품을 구상했다. 병원에서 장기간에 걸쳐 정맥주사를 맞아야 하는

| Fig 1 |

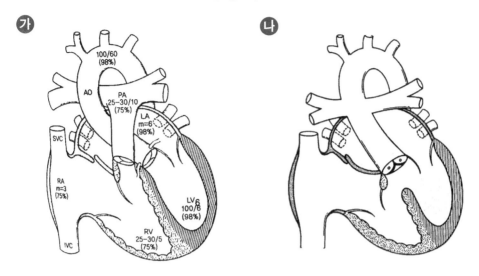

가. 정상 심장.
나. 총 동맥간 (Type III).

| Fig 2 |

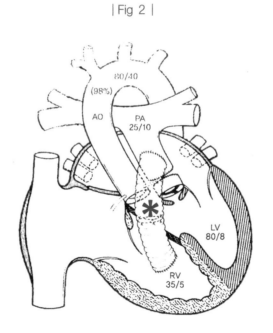

라스텔리 술식:
우심실에서 폐동맥으로 연결된 판막을 포함한 도관(별표).

환자들의 편의를 위한 도구를 만들어 보고 싶다고 했다.

처음 이러한 자신의 아이디어를 작은 목소리로 필자에게 이야기할 때에도 맥박이 빨랐었다.

이제 그 결과물을 필자에게 보이고 평가를 들으려 하니 맥박이 또 빨라진 것이다.

기뻤다. 필자의 맥박도 함께 빨라지고 있었다.

아이는 어려운 선천성 심장병을 가지고 태어났다. '총 동맥간Truncus arteriosus, Type III'이라는 매우 드물고 위험한 병이었다(Fig. 1). 주 폐동맥과 폐동맥 판막이 아예 없고 좌/우 폐동맥은 상행 대동맥에서 제멋대로 시작하며, 심장 내부에는 심실 중격 결손이 있는 구조였다.

- 첫 번째 수술: 출생 38일째, 동종 이식 판막homograft을 이용한 변형된 라스텔리 수술(Fig. 2).
  좌/우 폐동맥이 동떨어진 위치에 있어 동종 이식 판막에 각각의 폐동맥을 연결하여 상행 대동맥 앞에서 우심실과 연결.
- 두 번째 수술: 8세, 인공 대동맥 판막 치환술.
- 추가 시술: 11세, 우 폐동맥 스텐트 시술.
- 세 번째 수술: 16세, 인공 폐동맥 판막 삽입술과 폐동맥 성형술.
- 네 번째 수술: 23세, 인공 폐동맥 판막 재 치환술과 상행 대동맥 인조혈관 대치술.

그런데,

여기까지도 힘겨웠는데,

더 큰 문제가 생겼다.

네 번째 수술 후 3개월이 지나 상처에 감염이 생겨 검사를 해보니, 내부로 퍼진 감염은 급기야 '종격동 염'이라는 무시무시한 합병증으로 발전하고 만 것이었다.

인조혈관과 인공 판막들이 가슴 속에 있으므로 이들에게까지 감염이 퍼지면 치명적인 상태에 빠질 수 있는 것이다.

병실은 두렵고 무거운 분위기에 휩싸였다. 6주 동안 정맥 주사로 반코마이신이라는 항생제를 투여해야 했고 이어서 약 2개월 간 경구로 리팜핀이라는 항생제를 복용해야 하는 상황이었다. 감염 내과 의견으로는 어쩌면 평생 항생제를 복용해야 될지도 모른다고 했다.

얼마나 무섭고, 불편하고, 힘들었을까?

병실에서 보는 아이는 아담하고 맑고 여려 보인다. 엄마를 꼭 닮아서 두 모자가 어깨를 맞대고 앉아있는 모습은 마치 노란 병아리들이 서로 안고 있는 것 같았다.

이처럼, 여러 차례 심장 수술을 받고 지겨우리만큼 길고도 두려운 병원 생활을 겪으면서도, 어디서 샘 솟은 강인함인지, 모든 것을 견뎌내며 치밀한 궁리를 한 것이다. 어떻게 하면 환자 본인만이 아니라 다른 환자들도 편리하고 안전하게 주사를 견뎌낼 수 있을까 하는.

주어진 최악의 시간과 공간에서도 창조적인 사고의 뿌리를 내린 것이다.

마치 바닷가 외떨어진 바위 위의

작은 소나무(해송)가

바위 틈새로 그 여린 뿌리들을 뻗어 생존을 꽉 움켜쥐고

백 년을 살아가듯이.

이 청년은 이제 스물 다섯, 가야 할 길은 아직 멀다.

그러나 멀리 멀리 나아갈 것이다.

감사할 따름이다.

'대동맥 궁'이란?

왜 대동맥 궁(aortic arch)에 문제가 생길까?

심장과 폐가 정상적으로 자라는 태아 시기에, 심장은 흉곽 내부의 중앙에서, 폐는 조금 떨어진 양쪽 부위에서 따로 형성된다. 이어서 이들은 만나게 되며, 이 과정에서의 오류가 선천성 심장병이라는 결과로 나타나는 것이다.

이러한 심장과 폐의 공동 작업으로 생성된, 산소 포화도가 높은 동맥혈이 전신으로 보내지기 위해서는 통로가 있어야 된다. '상행 대동맥', '하행 대동맥'과 그 분지(가지치기)들이 이 역할을 한다. 그런데 심장과 폐가 서로 다른 신체 부위에서 형성되기 시작하듯이, 이 통로 중 '하행 대동맥'도 동떨어진 흉곽 내 후방 부위에서 따로 만들어지며 척추 뼈에 의해 보호받게 된다. 한편 심장에서 직접 나오는 '상행 대동맥'은 흉곽의 전방 부위에 위치하며 흉골에 의해 보호받는다.

이 상행과 하행 대동맥은 연결되어야 하는 데, 그 역할을 하는 부위를 '대동맥 궁Aortic arch'이라고 부른다. 대동맥 궁은 1번부터 6번까지로 명명된 '가교'대동맥 궁, aortic arches들이 차례로 등장하여 각각의 역할을 하고 사라지며, 최종적으로 남은 구조물이 '상행 대동맥~진짜 대동맥 궁~하행 대동맥'이라는 체계로 완성되는 것이다.

이때 등장하는 여섯 개의 가교들이 들고 나면서 발생하는 오류에 의해서, 위에서 살펴 본 증례 들과 같은 대동맥 축착, 대동맥 궁 단절, 동맥관 개존 등의 '선천성 심장병'들이 나타나게 된다(Fig. 1).

이 대동맥 궁에 문제가 있을 경우 대개는 심장 내부에서도 '심실 중격 결손'이 동반된다. 또한 상행 대동맥이 작아질수록 대동맥 판막 이상이나 좌심실의 발육 이상이 겹쳐 일어나게 되어, 점점 복잡 심기형으로 발전하게 되며 심지어 여러가지 양상의 '단심증'이 되기도 한다(Fig. 2).

| Fig 1 |

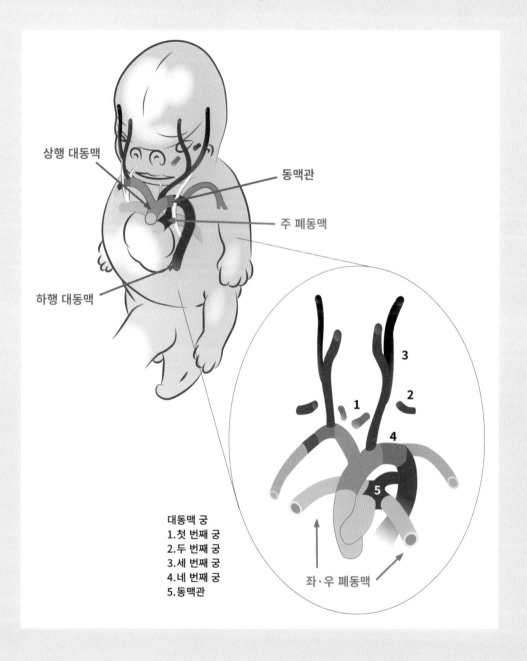

상행 대동맥

동맥관

주 폐동맥

하행 대동맥

대동맥 궁
1.첫 번째 궁
2.두 번째 궁
3.세 번째 궁
4.네 번째 궁
5.동맥관

좌·우 폐동맥

| Fig 2 |

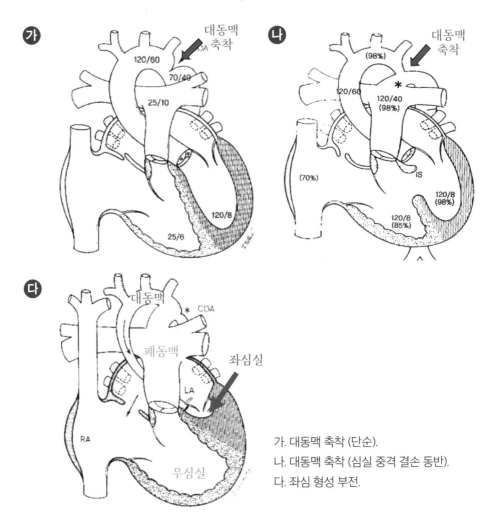

가. 대동맥 축착 (단순).
나. 대동맥 축착 (심실 중격 결손 동반).
다. 좌심 형성 부전.

대동맥 궁 질환을 가진 환아들의 수술에 있어 주목할 점은?

대동맥 궁에 연관된 심장병들을 수술하는 데 있어서 대동맥 궁 자체나 뇌로 가는 혈관들을 절개하게 되는데, 이때 뇌 세포의 허혈성 손상과 더불어 혈액 속으로 공기가 들어가 뇌색전Air embolism이 발생할 위험에 처하게 된다. 따라서 전신의 체온을 현저히 낮추어 뇌 세포의 손상을 예방하면서, 뇌로 가는 혈관의 원위부위 혈류를 완전히 차단하고완전 순환 정지: Total circulatory arrest 수술을 했었다. 그러나 이렇게 하더라도 뇌 세포에 허혈성 손상을 유발할 수 있으며, 이는 차단하는 시간의 길이가 길어질수록 그 위험이 커지게 된다. 따라서 복잡한 구조를 갖는 병일수록 시간에 쫓기며 수술하게 되고, 또한 수술 결과에도 나쁜 영향을 줄 수밖에 없었다. 이때 선택적 뇌 혈류 유지Selective cerebral perfusion 라는 수술법의 개발은 대동맥 궁 수술 방법 및 환자 예후에 엄청난 기여를 하게 되었다(Fig. 3).

이 방법은,

첫째, 뇌 혈류 차단을 피할 수 있어, 세포의 손상에 대한 걱정을 덜 수 있게 하였고(Fig. 3), 둘째, 수술 시간을 충분히 확보해 줌으로써 여러 수술 수기의 개발도 가능하게 하였다.

그 중 하나로, 단절된 대동맥 궁 부위에 환아 자신의 폐동맥 조직을 적절히 삽입하여 부족한 부위를 보충해 주는 방법이 있다. 이렇게 함으로써 좀더 정상적인 대동맥 궁Roman arch의 모양을 갖출 수 있게 되는데, 이 수술 방법은 필자가 2010년 무렵부터 개발하여 학회지에 발표하였다. (Fig. 4).

| Fig 3 |

HOW TO DO IT

Selective Cerebral Perfusion Technique During Aortic Arch Repair in Neonates

Toshihide Asou, MD, Hideaki Kado, MD, Yutaka Imoto, MD, Yuichi Shiokawa, MD, Ryuji Tominaga, MD, Yoshito Kawachi, MD, and Hisataka Yasui, MD

Department of Cardiovascular Surgery, Fukuoka Children's Hospital, and Division of Cardiac Surgery, Research Institute of Angiocardiology, Kyushu University, Fukuoka, Japan

We describe selective cerebral perfusion techniques for repair of the aortic arch in neonates. These techniques may help protect the brain from ischemic injury caused by a cessation of cerebral perfusion for aortic arch reconstruction in patients with hypoplastic left heart syndrome or interrupted aortic arch.

(Ann Thorac Surg 1996;61:1546–8)

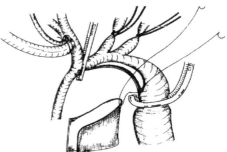

| Fig 4 |

Interactive CardioVascular and Thoracic Surgery 20 (2015) 504–509
doi:10.1093/icvts/ivu442   Advance Access publication 11 January 2015

ORIGINAL ARTICLE – CONGENITAL

Cite this article as: Seo D-M, Park J, Goo HW, Kim YH, Ko J-K, Jhang WK. Surgical modification for preventing a gothic arch after aortic arch repair without the use of foreign material. Interact CardioVasc Thorac Surg 2015;20:504–9.

Surgical modification for preventing a gothic arch after aortic arch repair without the use of foreign material

Dong-Man Seo[a], Jiyoung Park[a], Hyun Woo Goo[b], Young Hwue Kim[c], Jae-Kon Ko[c] and Won Kyoung Jhang[c,*]

[a] Department of Cardiothoracic Surgery, Konkuk University Medical Center, Konkuk University School of Medicine, Seoul, Korea
[b] Department of Radiology, Asan Medical Center, University of Ulsan, College of Medicine, Seoul, Korea
[c] Department of Pediatrics, Asan Medical Center Children's Hospital, University of Ulsan, College of Medicine, Seoul, Korea

* Corresponding author. Department of Pediatrics, Asan Medical Center Children's Hospital, University of Ulsan College of Medicine, 388-1 Poongnap-dong, Songpa-gu, Seoul 138-736, Republic of Korea. Tel: +82-230-105936; fax: +82-230-106978; e-mail: wkjhang@amc.seoul.kr (W.K. Jhang).

Received 29 August 2014; received in revised form 4 December 2014; accepted 10 December 2014

Abstract

OBJECTIVES: Systemic hypertension is the main late complication after arch reconstruction in patients with arch obstruction. Gothic arch geometry is suspected to be one of its possible causes. Accordingly, we evaluated here if a modified arch repair technique using an autologous pulmonary patch is effective in preventing gothic arch development.

METHODS: Fifty infants who underwent arch repair with either a modified ($n = 17$) or conventional ($n = 33$) technique between January 2006 and August 2012 by a single surgeon were retrospectively reviewed. Arch geometry was compared using three categories (gothic, crenel or roman), classified by the height/width (H/W) ratio and the arch angle measured in computed tomography.

아·나·바·다

증례 1

미국에서 태어난 아이는 그곳에서 이미 수술을 두 번 받았다.

돌이 되어 '동맥관 개존증'에 대하여 결찰 수술, 두 돌에는 '대동맥 판막 협착'에 대하여 풍선 시술.

이후 대동맥 판막 협착과 중간 정도의 대동맥 판막 폐쇄 부전으로 추적 관찰 중에 필자를 찾아오게 되었다.

열네 살이 된 시점에 판막 폐쇄 부전이 심해지면서 좌심실의 기능 저하를 보이기 시작하였다.

수술이 필요하다.

그러나 이 아이에게 맞는 크기의 인공 대동맥 판막은 마땅치 않았다. 무리하여 대동맥 판막륜을 늘려서 가장 작은 인공 판막을 넣어 줄 수는 있다.

그러나 이렇게 한다 하여도, 아이의 몸이 커가면 인공 판막은 상대적으로 작아져 또 다시 문제가 발생할 것이다.

방법이 하나 있다.

자신의 폐동맥 판막Autograft: 자가 이식 판막을 떼어내서 대동맥 판막 위치에 사용하고, 폐동맥 판막 자리에는 다른 사람의 판막Homograft: 동종 이식 판막, 다른 사람이 기증한 대동맥 판막이나 폐동맥 판막을 넣어주는 소위 '로스 수술Ross operation'이다(Fig. 1).

이 수술은 1960년대 중반부터 영국의 Dr. Ross가 시작하여 1970년대에 제자리를 잡게 되었다. 이에 그의 공적을 기려 이름 지어진 수술 방법이다. 그러나 난이도가 높은 수술이어서 2014년 시점에 북미 지역에서 전체 대동맥 판막 치환 수술 중 1% 정도의 빈도로 행해지는 정도였다. 또한 동종 이식 판막이 준비되어야 진행할 수 있는 것으로 여겨졌다.

결국, 2007년 아이에게 로스 수술을 시행하였다. 다행히 당시 필자가 근무하던 아산 병원에는 자체적으로 동종 이식 판막을 비축하는 시설이 갖춰져 있었기에 가능하였다.
이제 아이는 서른이 넘어서도 미국과 한국을 오가며 학업에 열중하고 있다.

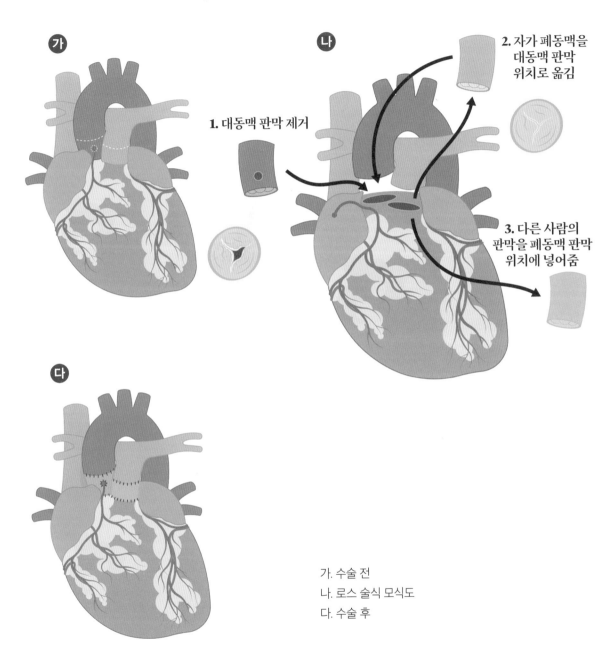

| Fig 1 | 로스 술식(Ross Operation)

가

나

1. 대동맥 판막 제거

**2. 자가 폐동맥을
대동맥 판막
위치로 옮김**

**3. 다른 사람의
판막을 폐동맥 판막
위치에 넣어줌**

다

가. 수술 전
나. 로스 술식 모식도
다. 수술 후

증례 2

아이는 심한 '선천성 대동맥 판막 협착증'을 가지고 태어나,

- 첫 돌이 막 지나, 풍선을 이용한 대동맥 판막 성형 시술을 받았고,
- 네 살이 되어, 다시 한 차례 풍선 판막 성형 시술을 받았고,
- 여섯 살에는 개심 수술로 대동맥 판막 성형 수술을 받았으며,
- 일곱 살에 당시 장안에 떠들썩했딘 대동맥 판막 성형 수술을 다른 곳에서 받았다.

그러나 상태는 더욱 악화되어, 대동맥 판막은 잘 열리지도 잘 닫히지도 않았다.

결국 아홉 살에 필자를 찾아왔다.

즉시 자신의 폐동맥 판막을 이용한 '로스 수술'을 시행하였다.

그런데 이번에는 동종 이식 판막을 구할 수 없는 상황이었다.

이에 필자는 기계식 인공 판막을 폐동맥 판막 위치에 적용하여, 성인이 되어서도 사용하기에 충분한 크기의 인공 판막을 넣어주는 시도를 하였다 (Fig. 2).

드문 시도였지만 이제 11년이 경과한 시점에서 대동맥 판막이나 폐동맥 판막이나 모두 제 역할을 잘 해 나가고 있고, 아이는 어느새 늠름한 성인으로 자라 주었다.

| Fig 2 |

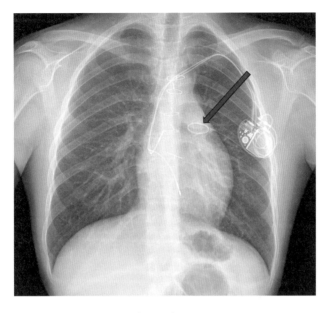

| Fig 3 |

대흉외지 2009;42:305-310　　　　　　　　　　　　　　　　　　　　　　　　　　　　　□ 임상연구 □

소아 환자에서 Ross 수술 성적 보고: 아산병원 10년 경험

김희중* · 서동만* · 윤태진* · 박정준* · 박인숙** · 김영휘** · 고재곤**

The Ross Procedure in Pediatric Patients: 10 Years Experience at the Asan Medical Center

Hee Jung Kim, M.D.*, Dong Man Seo, M.D.*, Tae Jin Yun, M.D.*, Jeong-Jun Park, M.D.*,
In Sook Park, M.D.**, Young Hwue Kim, M.D.**, Jae Kon Ko, M.D.**

Background: The Ross procedure is known as a good surgical option for a young age group with aortic valve problems, but few reports on the Ross procedure are available in the Korean literature. This study is a review of our midterm results of 10 year experience with the pediatric Ross operation in Asan Medical Center. *Material and Method:* From March 1997 to October 2008, eighteen patients who were aged less than 16 years underwent the Ross procedure. There were 11 males and 7 females. The patients median age was 8.5 years (range: 0.5∼14.0). The aortic valve pathophysiology was 6 patients with aortic insufficiency, 4 patients with aortic stenosis, 7 patients with mixed aortic stenoinsufficiencey and 1 patient with infective endocarditis. The valve morphology was bicuspid in 11 and tricuspid in 7. All the patients were operated on with the root replacement technique. All the pumonic valves were replaced with an allograft except for one pericardial monocusp valve. The mean follow up duration was 52.8 months (range: 5.8∼138.2 months). We reviewed the echocardiographic data with focusing on the autograft dysfunction and reoperation. *Result:* There was no hospital mortality and late mortality. According to the last echocardiographic data, 2 autografts showed aortic regurgitation grade 2, 4 autografts showed aortic regurgitation grade 1 and the others were less than trivial. Reoperation of the pulmonic position conduit was performed 4 times in three patients. The rate of freedom from reoperation at 5 years was 72.2%. On the serial follow up, the Z-values of the aortic annulus/aortic sinus were changed from $1.6\pm1.7/0.9\pm1.7$ at preoperation to 1.8 ± 1.6 (p=0.64)/2.2 ± 0.9 (p=0.01) at the last follow-up. There was no significant relation between the growth of the neoaortic root and neoaortic insufficiency. *Conclusion:* Our midterm results of the Ross procedure in pediatric patients showed good autograft function and growth potential. Yet reoperation due to allograft dysfunction was a major concern.

(Korean J Thorac Cardiovasc Surg 2009;42:305-310)

작은 대동맥 판막

발생 과정에서 '총 동맥간'이 상행 대동맥과 주 폐동맥으로 나뉜 뒤 각각의 판막, 즉 대동맥 판막과 폐동맥 판막이 형성된다.

이렇게 '나뉨'에 있어서,

대동맥 쪽이 작게 나뉘면, '선천성 대동맥 판막 협착증'으로 태어나게 되며, 그 정도가 매우 심하면 좌심실 발육 부전까지 겹쳐 '단심증'이 되기도 한다.

반대로 주 폐동맥 쪽이 작게 나뉘면, 폐동맥 협착부터 활로 4징과 같은 병이 되는 것이다.

작은 대동맥 판막을 가지고 태어나면 위의 증례 들에서 보았듯이 풍선을 이용한 판막 성형술로 협착을 완화시켜 주어 대동맥 판막륜이 자라기를 기다리면서 다음 치료 방법을 결정하게 된다.

그러나 이러한 기대가 충족되지 못하는 환자들이 문제이다. 이에 닥터 로스는 환자 자신의 폐동맥 판막autograft을 대동맥 판막 위치로 옮겨 주어, 가장 중요한 대동맥 판막의 역할을 바꿔 감당할 수 있도록 하는 획기적인 아이디어를 내었다.

무엇보다도 이 수술은 옮겨준 대동맥 판막이 환자의 성장에 맞추어 같이 자랄 수 있다는 점과, 통상적인 인공 판막들이 안고 있는 문제점(혈전, 와파린 복용, 내구성)들을 피해갈 수 있다는 점이 커다란 장점이다. 이 수술은 이후 여러 가지로 변형된 기법들을 낳게 된다.

앞선 '도전'이라는 꼭지(대혈관 전위, 작은 승모판막과 좌심실, 폐동맥 협착)에서 우심실과 연결된 대동맥 판막을 떼어내서 좌심실과 연결해 주고 폐동맥은 우심실과 연결해 주는 수술을 한 것은'로스 술식'의 반대되는 개념으로 시도된 것으로, 이러한 변형 기법 중의 하나이다.

국내에서 '로스 수술'은 필자가 2009년 처음으로 발표하였는데(Fig. 3), 위의 증례들을 포함한 다수의 환자들에게서 좋은 장기적인 결과를 보이고 있다. 또한 폐동맥 판막 위치에 기계식 인공 판막을 사용한 장기 성적은 세계적으로도 드문 경우로 2013년 해외 학회지에 발표되었다(Fig. 4).

| Fig 4 |

Outcomes of Mechanical Valves in the Pulmonic Position in Patients With Congenital Heart Disease Over a 20-Year Period

Hong Ju Shin, MD, Young-Hwue Kim, MD, PhD, Jae-Kon Ko, MD, PhD, In-Sook Park, MD, and Dong Man Seo, MD, PhD

Department of Cardiovascular Surgery, Konkuk University School of Medicine, Konkuk University Medical Center, and Department of Pediatrics, Asan Medical Center, University of Ulsan College of Medicine, Seoul, Korea

Background. Homografts or bioprosthetic valves have been preferred in the pulmonic position in patients with congenital heart disease. However, unsatisfactory long-term results have aroused interest in the use of mechanical valves. In this study, we investigated the long-term outcomes of mechanical valves implanted in the pulmonic position.

Methods. The medical records of 37 patients (27 male, 73%) who underwent 38 mechanical pulmonary valve replacements between October 1988 and February 2011 were reviewed, retrospectively. The median age of patients was 13.5 years (range, 7 months to 23 years), and the median number of prior operations per patient was 2 (range, 0 to 5). Tetralogy of Fallot was the most common diagnosis (n = 23). The median valve size was 23 mm (range, 17 to 27 mm), and the median follow-up duration after pulmonary valve replacement was 24.6 months (range, 1.3 months to 22.5 years). Events were defined as the following: valve failure, thrombosis, embolism, bleeding, reoperation, and death.

Results. There was no in-hospital mortality, but there were 2 late deaths (1 heart failure and 1 traffic accident at 10.8 months and 8.7 years postoperatively, respectively). Excluding the traffic accident death, survival rates were 97%, 97%, and 97%, at 1, 5, and 10 years, respectively. Freedom from thromboembolism or bleeding events was 92%, 92%, and 78.8%, at 1, 5 and 10 years, respectively. Two reoperations were performed at 6.8 and 10.2 years postoperatively. Freedom from reoperation was 100%, 100%, and 85.7%, at 1, 5, and 10 years, respectively.

Conclusions. Durability of mechanical valve in pulmonic position was excellent. Thromboembolism or bleeding events due to anticoagulation therapy were rare. In growing patients who have undergone prior sternotomies requiring a pulmonary valve replacement, a mechanical valve could be an attractive option.

(Ann Thorac Surg 2013;95:1367–72)
© 2013 by The Society of Thoracic Surgeons

일반적으로 심장 수술에 있어서 인공 판막이나 인조 혈관, 혹은 심장 이식까지도 보편화 되어 있지만, 환자 자신의 조직을 잘 유지하는 것은, 약간의 부족함이 있더라도 이러한 방법보다 많은 장점을 가지고 있다.

따라서 어떻게 해서라도 아껴 쓰고(단심실 첫 꼭지, 판막 성형술에서 가능하면 판막 조직을 보전하고), 나누어 쓰고(대동맥 궁 수술에서 자기 폐동맥 조직을 이용하듯이), 바꾸어 쓰는(로스 술식이나 동맥 치환술에서처럼) 등의 세심한 노력이 기울여지고 있다.

'신체발부 수지부모 불감훼상 효지시야',
"身體髮膚 受之父母 不敢毀傷 孝之始也"

머리카락 한 올도 아끼는 것이 부모님에 대한 효를 행하는 것이듯이,
우리 몸을 아껴 조물주에 보답하는 마음으로.

마땅한 일이다.
right thing, right way.

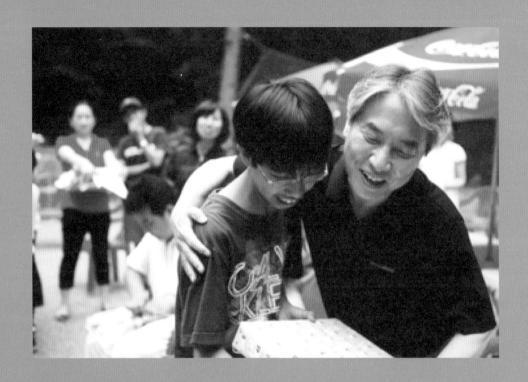

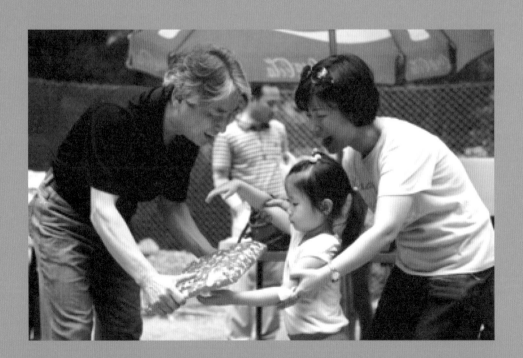

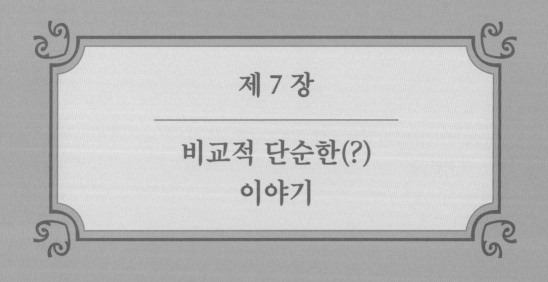

제 7 장

비교적 단순한(?)
이야기

Long after the heart surgery

아무도 이야기해주지 않는 심방 중격 결손증 이야기

증례 1

망설이고 미루고, 미루고 망설이던 심장 수술을 20여 년만에 받기로 했다.

모두들 심장 수술 중에서는 어렵지 않은 수술이라고, 대수롭지 않게 이야기하는 병이다.

소녀 시절에는 증상이 별로 없고, 몸에 칼을 대는 것도 싫어 미루고, 결혼하고 나서는 아이를 낳고 키우다 보니 그렇게 되었다.

나는 네 자매 중 맏이다.

그런데 공교롭게도 우리 자매 모두는 같은 병(심방 중격 결손증)을 가지고 태어났다.

동생 셋은 나와 달리 사춘기를 지난 나이에 치료를 받았다. 둘은 각자 직장

| Fig 1 |

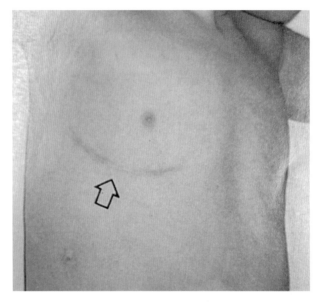

필자의 절개 방법.

연고가 있는 병원에서 가슴 정중앙을 절개하는 개흉 수술을 받았고, 다른 하나는 국내에서 시술을 가장 많이 한다는 병원에서 기구를 삽입하는 시술로 결손을 막았다. 개흉 수술을 받은 둘의 상처를 볼 때마다 나는 수술받기가 꺼려졌다.

한편 시술 받은 동생도 흉터는 무시할 만하지만 부정맥을 비롯한 여러 불편한 증상들로 병원을 들락거리고 있는 걸 보니, 시술도 피하고 싶었다.

그런데 최근 심장 초음파 검사에서 심방 중격 결손에 따른 이차적인 변화들이 나타났다고 수술을 권유 받게 된 것 이다.

게다가 하나뿐인 우리 딸이 같은 병을 가지고 있는 것이 더 큰 문제다.

아이도 수술을 시키지 않고 있다 보니 곧 중학생이 된다.

매사에 열심인 아이인데, 아이의 심장 초음파 검사에서도 삼첨판막과 좌심실 기능에 변화가 왔다는 것이다. 아이에게 서둘러 수술이 필요하다고 했다.

'그래 내가 먼저 매를 맞아보고 내 아이를 시키리라'

수소문 끝에, 가슴 정중 절개술 대신에 오른쪽 겨드랑이 밑 부위를 절개하여(Fig. 1) 개심 수술을 할 수 있다는 흉부외과 의사를 찾았다.

나의 수술은 순조롭게 끝났고 겉으로 보이는 상처도 만족스러웠다. 즉각 아이의 수술도 부탁드렸다.

딸아이가 퇴원하던 날, 우리 모녀는 더욱 가까운 동지로서 웃을 수 있었다.

이제 아이는 방학 동안에 있을 경시 대회 준비가 한창이다.

(시술 후 고생하는 동생의 재 수술을 상의 드렸으나, 삽입된 기구를 제거하면서 추가적인 부정맥이 발생할 수 있고, 이미 발생한 부정맥은 호전되지 않을 가능성이 크다고 들어서 지켜보다가 필요하면 인공 심박동기를 넣기로 하였다.)

증례 2

응급실을 통하여 전원 문의가 왔다. 세 살 반 된 여아로 모 대학 병원에서 심방 중격 결손에 대한 시술 후 상태가 좋지 않다는 것이다.

'심방 중격 결손인데…'
(상태가 나쁘다고?)

중환자실로 입원한 환아를 살펴보았다.
매우 커다란 심방 중격 결손을 가지고 있었고, 사타구니 혈관을 통해, 못지 않게 큰 기구를 삽입하여 결손을 봉합하려 시도한 후였다. 그러나 결손이 너무 커서 일부분만 막힌 채로 기구가 좌심방 쪽으로 넘어가 있었다.
더욱이 매우 큰 기구를 사용하다 보니, 기구가 심장 내부의 전도 부위를 잘못 압박하여 심한 부정맥(완전 방실 차단)이 발생한 상태였고, 이러한 문제점들이 쌓여 이미 우심실 기능 저하가 와 있었다(Fig. 2).

게다가 2주째 지켜보고 있었다니!
후속 조치가 늦은 것이다.
지체 없이 수술을 시행하였다.

여아이기 때문에 향후 미용을 고려하여 우측 겨드랑이 하부를 절개하고 인공 심폐기를 가동하였다.
이미 삽입된 매우 큰 기구는 정 위치를 벗어나 있었고, 주위에 혈전도

| Fig 2 |

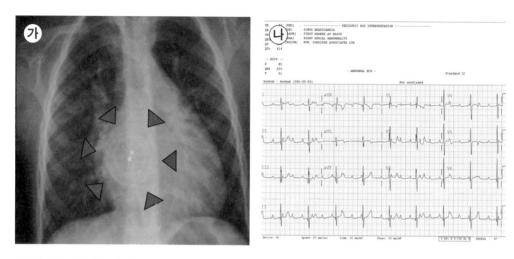

가. 커진 우심실과 우심방. 삽입된 기구(화살표 머리).
나. 완전 방실 블록을 보이는 심전도.

| Fig 3 |

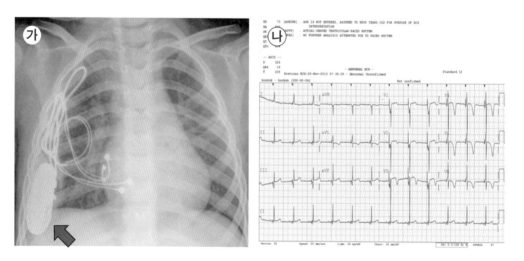

가. 정상화된 심장, 거치된 인공 심박동기(화살표).
나. 인공 심박동기 리듬.

형성되어 있었다. 기구와 혈전을 제거하고 결손 부위는 환아 자신의 조직을 이용하여 안전하게 봉합하였다. 부정맥에 대하여는 인공 심박동기를 심방과 심실에 직접 거치하였다(Fig. 3).

후유증을 안은 채 아이는 열 살이 넘었다.

심방 중격 결손증

먼저 첫 번째 증례에서의 가족력이 특이하다. 일반적으로, 선천성 심장병의 발생 빈도는, 가족 중에 선천성 심장병을 가지고 있으면 아래와 같이 증가한다고 알려져 있다.

- 직계 가족(부모나 형제) 중 한 사람이 선천성 심장병을 가진 경우: 2-3%
- 직계 가족 중 두 사람이 선천성 심장병을 가진 경우: 9-10%
- 직계 가족 중 세 사람이 선천성 심장병을 가진 경우: >50%.

심방 중격 결손증은 선천성 심장병 중에 가장 빈번히 보이며(8-10%), 대부분의 복잡 심장병에서 다른 구조적인 문제들과 동반되며, 어떤 경우에는 이것의 존재가 꼭 필요하기도 하여, 없을 경우에 일부러 만들어 주기도 한다.

개심 수술의 역사에서, 닥터 기본J. H. Gibbon이 인공 심폐기를 발명하여 1953년 첫 수술에 성공했던 병이고, 이제는 개심 수술 대신에 시술로 더 많이 치료되는 병이다.

그러나 그 위치나 크기, 시술자의 숙련도에 따른 위험 등은 상존한다.

위 증례 들에서 보았듯이 결손의 크기가 매우 큰 경우, 무리하게 커다란 기구를 삽입하다가 심장 전도 조직에 손상을 주어 심각한 부정맥을 초래할 수 있다(Fig. 4). 이러한 실패한 증례들이 소상히 보고되지 않으면 소위 '빅 데이터'에 묻혀 버릴 수 있다.

첫 번째 증례 중 시술 후 고생했던 자매의 경우, 시술은 소아과에서(선천성 심장병이므로) 시행하고 부정맥 발생 후에는 심장내과에서(성인 나이이므로)

추적 관찰됨으로써 관심의 대상에서 벗어나 있었다.

두 번째 증례의 경우 시술 후 심각한 합병증이 발생하였으나 후속 조치를 다른 병원에서 받았으므로 그 심각성을 모른 채 지나갔을 것이다. 데이터의 맹점이다.

반면에 기억을 거슬러보면, 인공 심폐기 사용 첫 개심 수술이 성공하기 한 해 전인 1952년 시도된 수술에서, 심방 중격 결손으로 진단된 환아를 잃어버린 역사도 있다. 그러나 부검을 거쳐 오진이었음을 소상히 밝혔기 때문에, 오히려 그들의 추진력은 인정받고 다음 성공으로 나아 갈 수 있었던 것이다.

이렇듯 하나 하나의 증례들이 빠짐없이 모여야만 의미 있는 '빅 데이터'가 되는 것이다.

| Fig 4 |

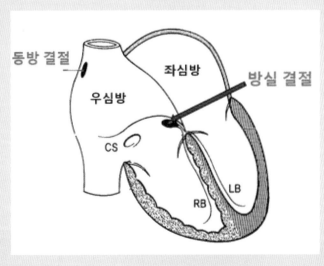

심장 전도계

WHAT IS A PATIENT?

- A patient is the most important person in the institution - in person or by mail.

- A patient is not dependent on us - we are dependent on them.

- A patient is not an interruption of our work - it is the purpose of it.

- The patient is not an outsider to our business - they are our business.

- The patient is not someone to argue or match wits with.

- The patient is a person and not a statistic.

- It is our job to satisfy them.

William E. Lower, M.D.
Cleveland Clinic Foundation
February 1921

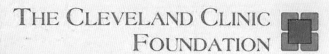

THE CLEVELAND CLINIC FOUNDATION

환자란?

• 환자는 대면으로 만나든 우편으로 만나든 병원에서 가장 중요한 존재입니다.

• 환자가 의료인에게 의지하는 것이 아니라, 의료인이 환자에게 의존합니다.

• 환자는 우리 일의 방해꾼이 아니라, 우리 일의 목표입니다.

• 환자는 우리 일의 외부인이 아니라, 우리 일 그 자체입니다.

• 환자는 논쟁의 대상이나 겨룸의 대상이 아닙니다.

• **환자는 존중되어야 할 대상이지, 통계 숫자가 아닙니다.**

• 환자를 만족시키는 것이 우리의 임무입니다.

1994년 연수 시절 닥터 미R.Mee로부터 받은, 미국 클리블랜드 심장 병원의 모토.

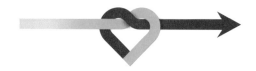

한 마리 어린 양

증례 1

네 돌이 막 지난 아이는 세계의 지붕이라 불리는 곳, 파미르 고원에서 왔다.

하늘과 태양과 산이 높고,

청아한 민요의 고음을 몇 옥타브인지 모르게 쉽게 올리는,

그런 사람들이 사는 나라에서.

그런데 높은 것이 또 있었다. 아이의 폐동맥 압력이 심각하게 높았다. 서울에 오기 전 진단은 '심실 중격 결손증'이라고 했었다. 입원 후 시행한 흉부 X선 검사 결과 심장이 매우 부어 있었고, 주 폐동맥도 크게 늘어나 있었으며, 폐혈관 음영이 몹시 증가되어 있었다(Fig. 1).

심장 초음파 검사에서는 좌심실이 많이 늘어나 있었고 수축력도 저하(40%)되어 있었다. 승모판막은 중등도의 폐쇄 부전을 보였다. 우심실 기능도

| Fig 1 |

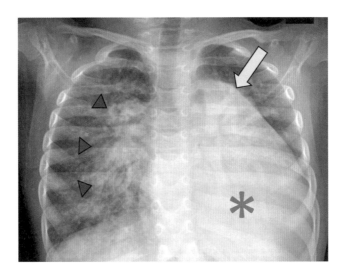

커진 심장(별표)과 주 폐동맥(화살표). 증가된 폐혈관 음영(화살표 머리).

| Fig 2 |

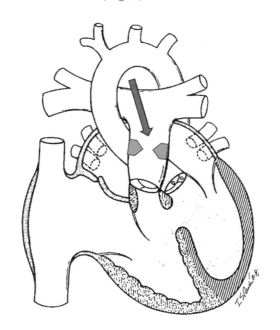

폐동맥 밴딩(화살표)

저하(30%)되어 있었다. 우심실 압력이 좌심실 압력과 9 mmHg 밖에 차이가 없을 정도로 폐동맥 압력은 높아져 있었다(>90 mmHg). 심실 중격 결손을 통한 혈류는 양 방향(좌->우, 우->좌)으로 흐르고 있었다. 그러나 아직은 '좌->우' 흐름이 조금 더 많았다. 무엇보다 산소 포화도가 97%를 보여 수술의 여지가 있었다. 즉 아이젠멩거 상태Eisenmenger complex는 아니었다. 하지만 이 상태에서 심실 중격 결손을 봉합하는 것은 너무도 위험하다.

(나중에 안 사실은, 북경의 어느 큰 병원에서 보고 손을 댈 수 없다고 하였단다.)

우선 폐동맥 밴딩을 시행하기로 하였다(Fig. 2).

그럼으로써 좌심실의 용적 부하를 줄이고, 폐동맥 고혈압의 진행을 막아, 좌/우 심실과 승모판막 기능이 호전되는 정도를 살펴, 차후에 심실 중격 결손 봉합을 포함한 완전 교정 수술의 가능성을 기대해보려는 것이다.

수술은 순조롭게 진행되었다.

그런데 중환자실에서 회복 도중 복합 폐렴(*Coronavirus NL63*, *Human Metapneumovirus*, *Haemophilus influenza*) 등으로 3주 동안이나 인공 호흡기의 도움을 필요로 했다(Fig. 3). 게다가 소위 병원내 감염인 포도상구균 Staphylococcus hominis 패혈증에 시달리기도 하였다. 그렇게 두 달 여의 힘들었던 시간은 흘러갔고, 아이는 소기의 목적을 달성하여(Fig. 4) 하늘 아래 높은 마을로 돌아갔다.

하지만 후일을 기약할 수 있으려나?

(어여삐 여기소서)

| Fig 3 |

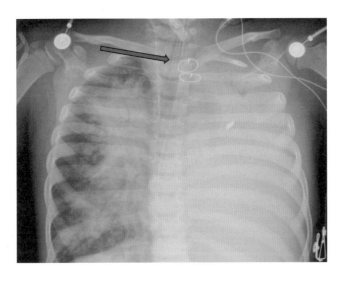

복합 폐렴 소견으로 기관내 삽관된 상태(화살표).

| Fig 4 |

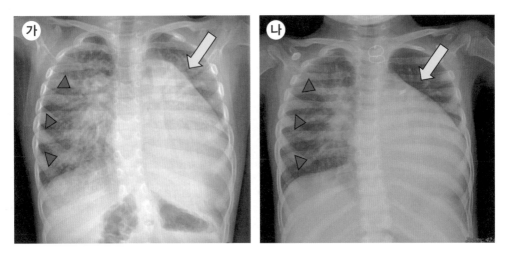

가. 수술 전.
나. 폐동맥 밴딩 수술 후. 현저히 줄어든 주 폐동맥(화살표)과 폐혈관 음영(화살표 머리).

| Fig 5 |

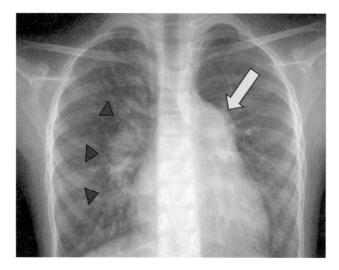

불거진 주 폐동맥(화살표), 증가된 폐혈관 음영(화살표 머리).

| Fig 6 |

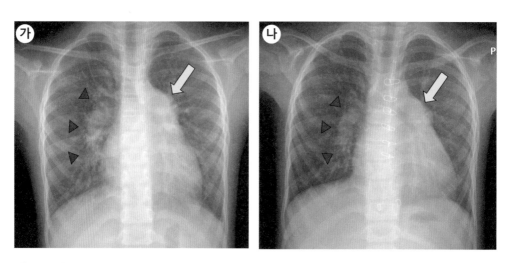

가. 수술 전.
나. 수술 후, 줄어든 주 폐동맥(화살표)과 폐혈관 음영(화살표 머리).

증례 2

작고 까무잡잡한 아이는 한눈에 미크로네시아 지역에서 왔음을 알 수 있었다.

8살 반 나이에 키 105 cm, 체중 13.5 kg로 또래 중 하위 1퍼센타일에 해당되었다. 그러나 분위기는 밝고 눈은 반짝반짝했다.

필리핀 어느 섬에서 선교사님의 손에 이끌려 온 아이였다. 어찌 어찌하여 현지를 방문한 순회 진료 팀을 만나 심실 중격 결손증이라는 진단을 받게 되었단다.

입원하여 시행한 흉부 X선 검사 결과, 심장이 크고 주 폐동맥이 불거져 있었으며 폐혈관 음영이 늘어나있었다(Fig. 5).

심장 초음파 검사에서 좌심실은 약간 커져 있었지만 기능은 정상이었고, 승모판막도 정상이었다. 커다란 심실 중격 결손을 통해 혈류는 양 방향(좌->우, 우->좌) 단락을 보였으나, '좌->우' 단락이 우세하였다. 심방 중격 결손은 없었다. 이때 말단 산소 포화도는 97%를 보였다.

심도자술 결과 심한 폐동맥 고혈압을 보였다(폐동맥 압력 104/52 mmHg, 대동맥 압력 114/69 mmHg). 폐혈관 저항 수치는 9.2였으며, 산소 공급에도 감소하지 않았다. 그러나 폐혈류량이 아직 증가된 상태(Qp/Qs 2.0)로 수술의 여지는 남아 있었다.

심실 중격 결손을 봉합하기 위한 개심 수술을 시행했다(Fig. 6).

그러나 이런 정도의 심장 상태에서, 수술을 한다고 해서, 높은 폐동맥 압력이 즉각 떨어지는 것은 아니다. 오히려 점점 더 진행될 수도 있다. 그럴 경우 우심실 부전으로 치명적인 상황이 닥칠 수도 있다.

게다가 아이가 그 나라의 7,000개가 넘는 섬들 중 어느 하나로 돌아가고 나면, 지속적인 투약이나 검사, 의료진의 손길이 닿기를 기약할 수 없다.

따라서 만약에 우심실의 압력이 급격히 높아지는 경우에 대비하여 심방 중격 결손을 의도적으로 만들어 주면서, 동시에 심실 중격 결손을 막아 주어야 했다.

(병 주고, 약 주고?)

다행히 아이는 순조롭게 회복되었다. 집으로 돌아가기 전 서울 구경을 하는 날, 들뜬 아이의 분위기는 병실에 함께 있던 나른 환자들까지 환하게 만들어 주었다.

또한 그림에도 재주가 있어, 친히 그린 작품 한 점(Fig. 7)을 필자에게 선사하고 돌아갔다.

그림에는 이렇게 적혀 있었다.

세상에 참 좋은 것들;

허그, 미소, 친구,
키스, 가족, 잠,
사랑, 너털 웃음, 즐거운 추억.
이러한 것들은 모두 공짜다…

필리핀의 피요나(Fhionna)가 의사 선생님께, L♡ve

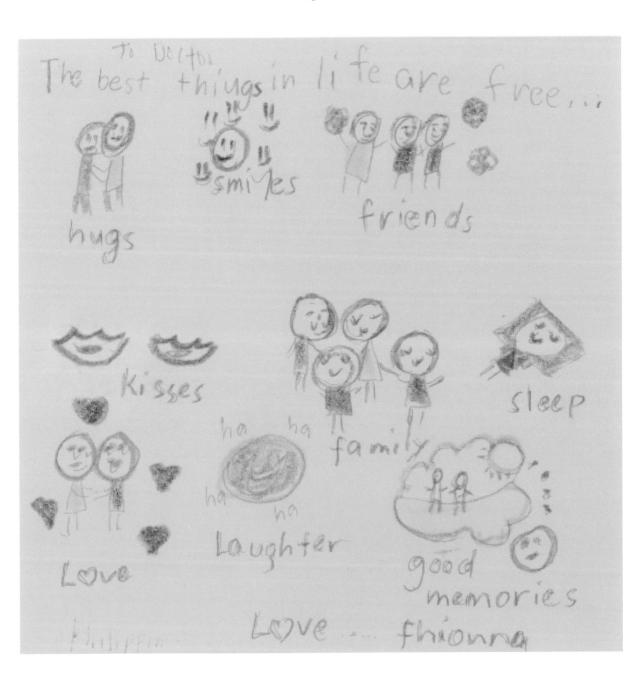

폐동맥 고혈압

우리는 선천성 심장병 중에서 심실 중격 결손증, 심방 중격 결손증, 동맥관 개존증 등을 쉬운 병으로 여긴다. 그런데 이 들에서 체순환으로 흘러 가야 할, 산소 포화도가 높은 혈액이, 우심실, 우심방, 폐동맥 등으로 새어 나가 폐순환에 더해지게 되면(좌->우 단락) 그 양과 기간에 따라 폐동맥 고혈압이라는 합병증이 발생하게 된다. 개인 차가 있을 수 있으나 '증례1'의 경우 너무 어린 나이에, 너무도 심한 폐동맥 고혈압이 와버린 상태였다. 아마도 고산 지대에 사는 것도 위험을 높이는 요인 중 하나였을 것이다. 그렇지만 '증례2'에서처럼 해수면 가까이 살아도 폐동맥 고혈압은 발생한다. 이 합병증이 진행되면 수술이 불가한 아이젠멩거 증후군Eisenmenger syndrome이 될 수도 있다. 국내에서도 예전에는 진단이 늦어진 환자들에게서 이를 흔히 볼 수 있었으나, 이제는 조기 진단과 조기 수술로 거의 볼 수 없게 되어 너무도 다행이다.

우리 나라 환아들은 언제부터인가 좋은 시절 인연으로 이 무서운 강을 건너온 것이다.

감사할 따름이다.

그러나 아직 의료의 손길이 모자라는 나라들에서는 이런 안타까운 사연들이 도처에 있을 것이다.

(긍휼히 여기소서)

"Whoever saves one life,
saves the world entire."

— Thomas Keneally, Schindler's List 1993.

"하나의 생명을 구하는 것은,
온 세상을 구원하는 것과 같다."

— 쉰들러 리스트, 1993년.

응답

　전 세계적으로 코로나 대유행(판데믹)이 선포되기 2주 전에 단순한(?) 심실 중격 결손증이라고 하여 입국했던 아이는 심한 폐동맥 고혈압을 동반한 심실 중격 결손증으로 인하여 일차 수술을 받고 생사를 넘나드는 고생 끝에 귀향하였다. 이후 4년 만에 코로나 상황이 엔데믹으로 호전된 후 다시 우리들에게 왔다.

　아이에 대한 글이 작년 7월 '서동만의 리얼 하트'에 실리고 나서 처음 수술을 주선하셨던 성수동 교회에서는 아이의 치료를 마무리해야 되지 않느냐는 움직임이 일었다. 현지 선교사님과 의료 선교 담당 목사님들의 노력으로 아이를 다시 찾아본 결과, 다행히 놀랄 만큼 자라 (수술 전 체중 13.5 → 25.4 kg, 신장 102 → 132 cm) 있었다. 현지에서 어렵사리 시행한 심장 초음파 소견으로는 최종 판단을 하기에 미흡하였으나, 산소 포화도가 95% 라는 사실만은 고무적이었다.

　일단 폐동맥 고혈압이 더 악화되지는 않았을 것으로 판단되었다.

　서울에서 검사를 다시 하고 수술 여부를 결정하기로 했다.

첫 수술 후, 삼 개월치 강심제와 혈관 확장제를 손에 들려 아이를 집으로 돌려보낼 때의 심정은 참으로 무거웠다. 좌심실 기능 저하, 승모판막 폐쇄 부전, 우심실 기능 저하 등의 소견이 남아 있는 상태에서 단지 삼 개월 치 투약으로 이러한 문제들이 좋아지기를 기대한다는 것은 터무니없는 일이므로.

그저 잘 살아주었으면 하는 모두의 간절한 바램 속에 아이를 돌려보냈을 뿐이었다.

그런데, 입국하여 검사한 심장 초음파에서 놀랍게도 좌심실과 우심실 기능은 정상 범위로 돌아왔고 승모 판막 기능도 정상에 가까웠다.

어떻게 이런 일이 있을 수 있단 말인가!

그렇다면 '폐동맥 밴딩'을 풀고 심실 중격 결손을 봉합해 줌으로서 아이의 심장은 완전해질 수 있다!

'폐동맥 밴딩'이 기대보다 효과적이었고 아이의 심장이 스스로 선 순환의 반응을 보인 것이라고 말할 수 있을 것이다. 그러나 어떤 빅 데이터로도, 어떤 약리학적 해석으로도 쉽게 설명할 수 없는 일이다. 똑같은 상황의 환자를 이처럼 같은 결과로 만들어 낼 수 있을까?

그 이상의 '무엇(도움)'이 있었어야만 할 것 같다.

아이는 다시 개심 수술(심실 중격 결손을 봉합하고 폐동맥을 성형하는 수술)을 받았고, 심장 상태는 정상을 되찾았다.

그러나 처음 수술 당시에 코로나 바이러스를 비롯한 여러 복합 감염으로 인한 폐렴으로 고생했던 것처럼 이번에도 호흡기 바이러스R. S. virus에 의한 폐렴으로 입원 기간이 예정보다 일 주일 더 길어졌다.

| Fig 1 |

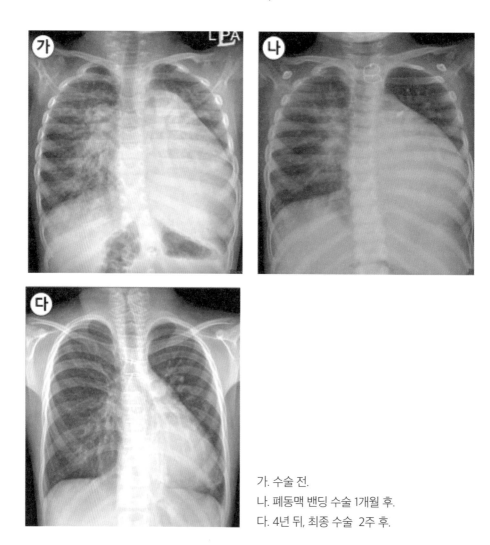

가. 수술 전.
나. 폐동맥 밴딩 수술 1개월 후.
다. 4년 뒤, 최종 수술 2주 후.

다행히 모두의 기도 속에 무사히 귀국할 수 있었다(Fig 1, 2).

지난 4년이라는 세월이 흐르는 사이, 아이는 여덟 살이 되어 초등학생이 되었다.

헤어지면서 뒤돌아보니,

선교사님과 나란히 선 아이는 선교사님의 여러 물음에

우리말로 '**응답**'하고 있었다.

| Fig 2 |

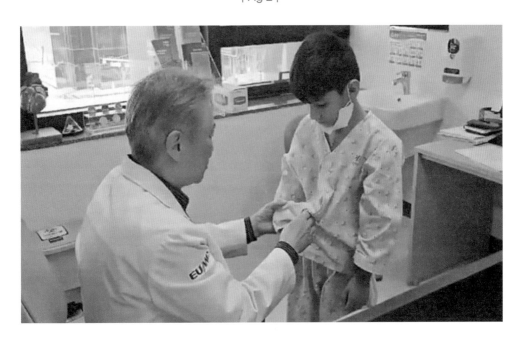

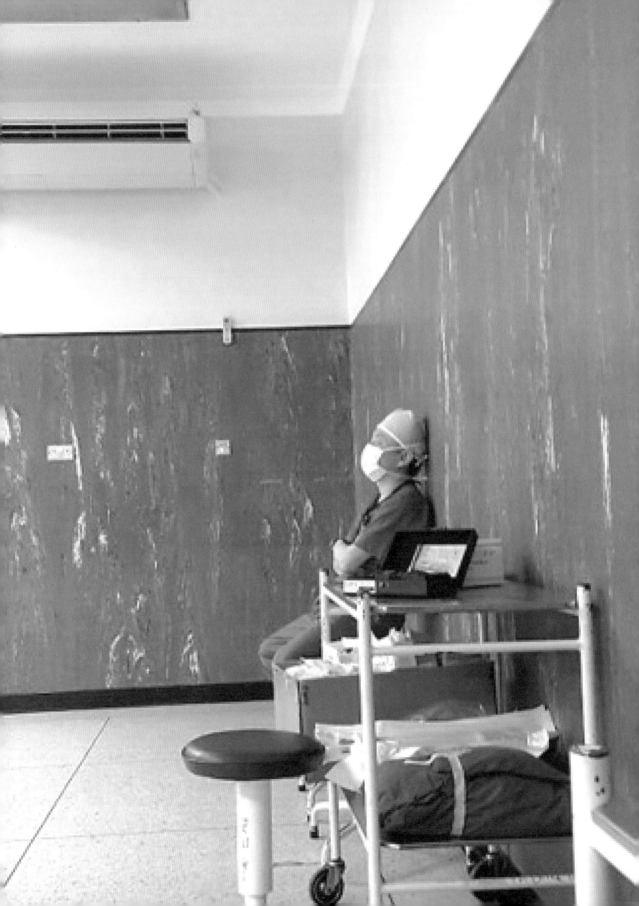

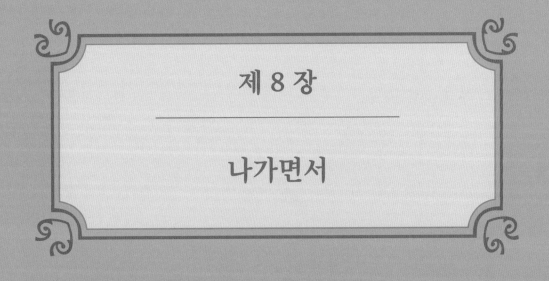

제 8 장

나가면서

Long after the heart surgery

초 빙 서

延大外发[2005]16号

聘　　　書

서동만 귀하:

　　2005년 8월부터 2007년 7월까지 귀하를 연변대학교 겸직교수로 초빙하오니 이에 수락하여주시기 바랍니다.

徐東萬　閣下：

　　茲聘請您爲延邊大學兼職教授，聘期爲 2005 年 8 月至 2007 年 7 月，請惠予接受。

중국　연변대학교

총장：金柄珉

中國　延邊大學

校長：金柄珉

2005년 7월

二〇〇五年　七月

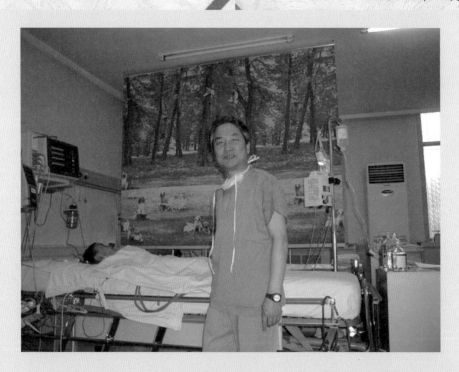

2005년 연변 대학 복지 병원, 대혈관 전위증 환아 병상에서.

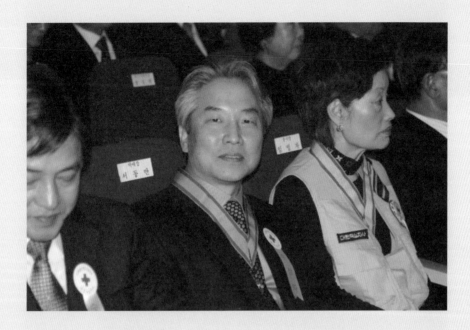

2009년 11월, 적십자사 박애장 은장(銀章)수상

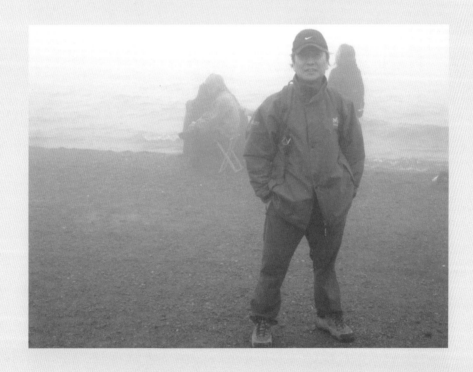

2005년 수술 성공 후, 백두산 천지에서.

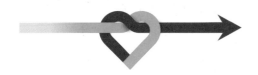

엽기 혹은 기적!

많은 경우 처음 시작은 낯설고 서툴고 심지어는 엽기적이기까지 하다.

'엽기'란 기괴하고 이상한 일에 흥미를 느끼거나 즐기는 현상으로, 획일화된 주류 문화에서 일탈해 보려는 도전 의식에서 시작된다고 사전은 설명한다.

19세기 말(1895), 단발령이 내려지자 조선의 온 백성들은 들고 일어나 머리카락이 아니라 차라리 머리를 자르라며 목을 내밀었다고 한다.

20세기 중반(1953), 생존의 바탕이며 심성의 본연인 심장을, 감히 멈추게 하고 칼로 자르고 바늘과 실로 꿰매는 행위가 시작되었다.

21세기 초(2019) 이식 받은 심장 덕분에 정상적인 생활을 하는 여인이, 병들어 떼어낸 자기 심장을 용기에 넣어, 장식품처럼 자신의 소셜 미디어에 올린 장면이 해외 토픽이 되었다.

2022년 돼지의 심장을 사람에게 최초로 이식하여 한 달 정도 기능을 유지한

'이종 이식(인간이 아닌 다른 동물의 장기를 이용한 이식)'의 새로운 장이 열렸다고

할 수 있다.

이 기록이 얼마나 오래 지속 가능할 지는 아직 모른다.

아무튼 이러한 일련의 사건들은 길지 않은 시간 동안에 일어난 여러 기괴한 일들이다.

2021년 지구에서 150만Km 떨어진 곳에 인간이 쏘아 올린 제임스 웹 우주 망원경은, 놀랍도록 아름다운 우리 은하 중심부의 사진을 보내왔다. 또한 우리 지구와 흡사하여 생명체가 살아갈 수 있는 또다른 지구들이 존재한다고도 알려왔다.

그러나 우리의 지구는 소각 당할 운명이라고 한다.

설마?

지구는 태양 주위를 도는 행성 중 하나이고, 우리의 태양은 지금도 점점 뜨거워지고 점점 커지고 있다고 한다.

즉 적색 거성으로 변해 가면서, 50억 년 이내에 자신의 행성들을 하나하나 모두 빨아들여 태우고 자신도 차갑게 식어 그 수명을 다 할 것이라 한다. 그러니 그 행성 중의 하나인 우리의 지구인들 어쩌겠는가? 하물며 우리의 태양도 전 우주에 존재하는 수많은 태양 중 하나일 뿐이라는데.

이러한 하늘과 우주에 대한 오늘날의 지식을 가시적인 현실로 받아들이게 된 것은, 인간이 처음 하늘로 날아오르기에 성공한 1903년 이후이다.

우주적인 잣대로 보면 얼마나 짧은 시간의 기록들인가!

과학, 특히 의학의 발달 과정 중의 한 토막을,

환자와 치료자가, 동 시대 사람으로서 인연을 맺어 함께 지켜보고 동참하였다는 것은 행운이다. 더구나, 선각자들이 한평생 혼신의 노력으로 이루어 놓은 열매들을 누릴 수 있었던 것은 큰 축복이다.

그리하여, 세상을 일찍 떠났을 수도 있었던 환자들 중 일부에게나마, 이 세상을 온전히 느낄 수 있는 기회를 만들어 줄 수 있었다는 것은 기적 같은 사실이다.

비록 모든 시간과 공간을 둘러보아도 완벽한 것은 없고, 우리가 다루는 다양한 심장병도 아직 완벽하게 고칠 수는 없다 하더라도…

그러나 누가 알겠는가?

각자 돼지 심장을 여분으로 가지고, 우주 속의 또 다른 지구로 빛보다 빠르게 이주하면서, 지금의 태양이 발하는 빛을 과거로 보며 '일엽편주(一葉片舟)'에 몸을 맡기고 감상에 잠기게 될 지도 모르는 일이다.

그칠 줄 모르는 인간의 호기심과 끈기가 이러한 엽기적인 일들을 계속 기적으로 바꾸어 나가지 않을까?

아니면 이 모두가 신의 섭리인가?

부디 심장병으로 고생하는 우리 환우들도
'시절 인연(時節 因緣)'으로 맺어진 기적에
감사(感謝)하며
'자중 자애(自重 自愛)'하기를 빈다.

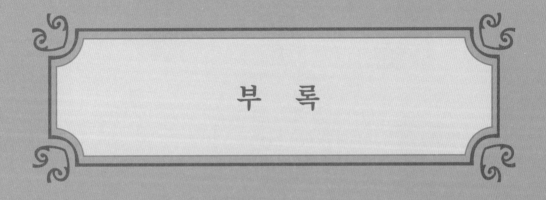

부　록

Long after the heart surgery

1. 정상 심장과 순환계 모식도

| Fig 1 | 심혈관계

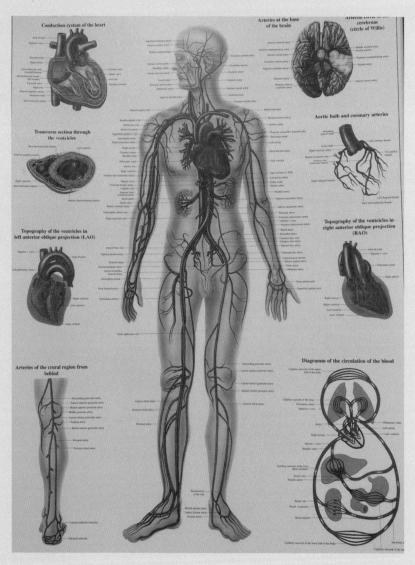

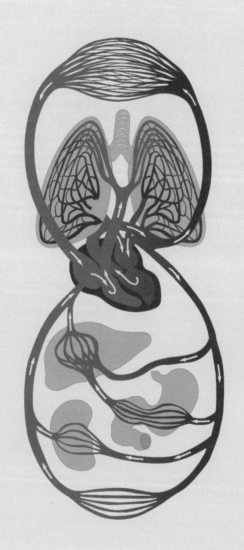

| Fig 2 | **심장의 외부 모습**

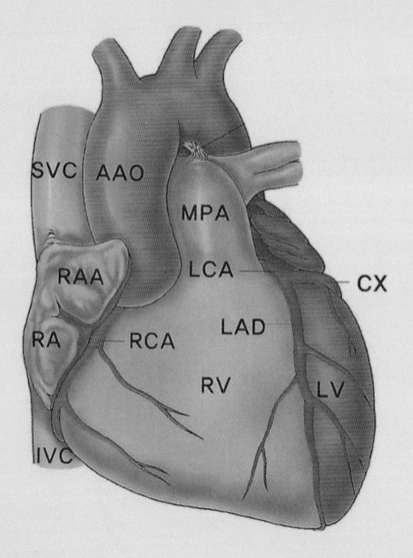

LV: 좌심실(left ventricle)

RV: 우심실(right ventricle)

RA: 우심방(right atrium)

AAo: 상행 대동맥

MPA: 주 폐동맥

SVC: 상대정맥

IVC: 하대정맥

| Fig 3 | **심장의 내부 모습**

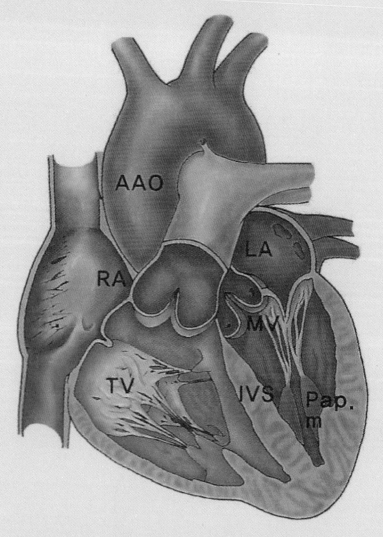

심장의 앞 벽을 열고 내부를 들여다 본 모습

정맥혈이 통과하는 구조는 파란색으로, 동맥혈이 통과하는 구조는 분홍색으로 표시되어 있다.

| Fig 4 | 네 개의 심장 판막과 주위 구조

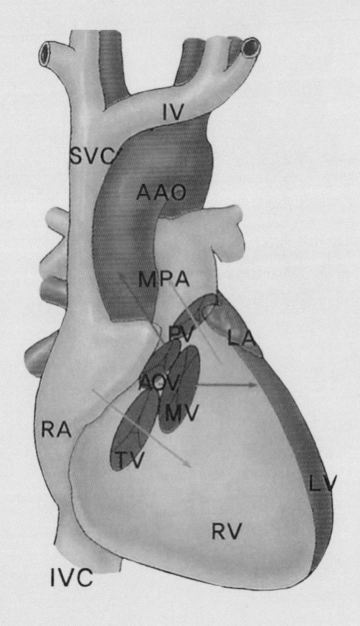

MV: 승모 판막
AoV: 대동맥 판막
TV: 삼첨 판막
PV: 폐동맥 판막

LV: 좌심실
LA: 좌심방
RV: 우심실
RA: 우심방

| Fig 5 | 심장 전도계

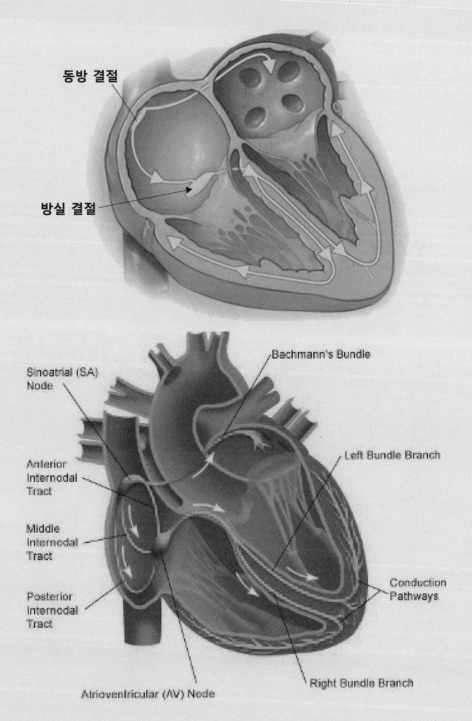

동방 결절

방실 결절

Sinoatrial (SA) Node

Bachmann's Bundle

Anterior Internodal Tract

Left Bundle Branch

Middle Internodal Tract

Posterior Internodal Tract

Conduction Pathways

Atrioventricular (AV) Node

Right Bundle Branch

| Fig 6 | 관상동맥

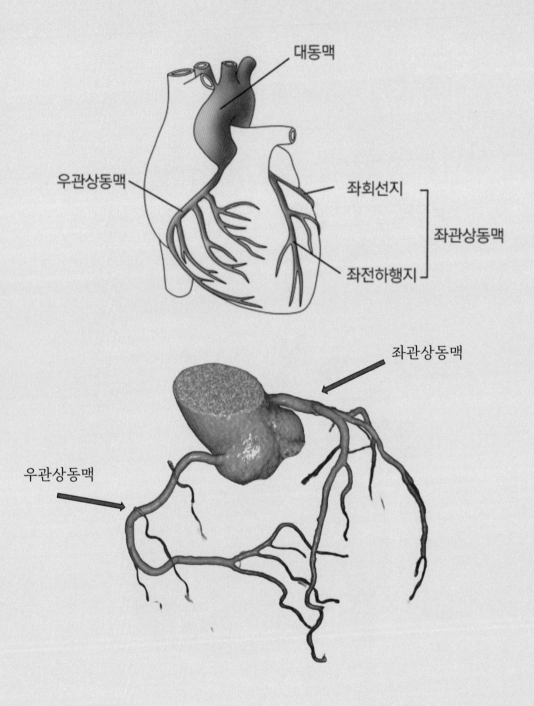

2. 심실 중격 결손

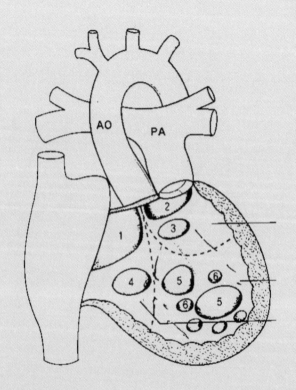

① **막양부 결손(PM VSD)**: 결손의 천장부분이 삼첨판과 대동맥 판막으로 이루어져 있다.

② **판막 하 결손(SA VSD)**: 결손의 천장부분이 폐동맥 판막과 대동맥 판막으로 있으며 근육이 없으므로 대동맥 판막이 결손을 통해서 빠져 나오는 합병증(대동맥 판막 탈출)이 가장 잘 생길 수 있는 결손이다.

③ ④ ⑤ ⑥ **근성 결손(Muscular VSD)**: 결손의 둘레가 모두 근육으로 둘러싸여 있다.

③ Muscular outlet VSD(MO VSD): 근성 결손이 우심실 유출로에 가깝다(intracristal VSD).

④ Muscular inlet VSD: 근성 결손이 삼첨판 근처 우심실 유입로에 가깝다.

⑤ Muscular trabecular VSD: 근성 결손이 심실 중격의 아래쪽에 위치한다.

⑥ Swiss-cheese VSD(multiple muscular VSD): 심실 중격 아래쪽에 크고 작은 결손이 여러 개 있어서 구멍이 숭숭 뚫린 모양이다.

3. 대혈관 전위

| Fig 1 | 대혈관 전위

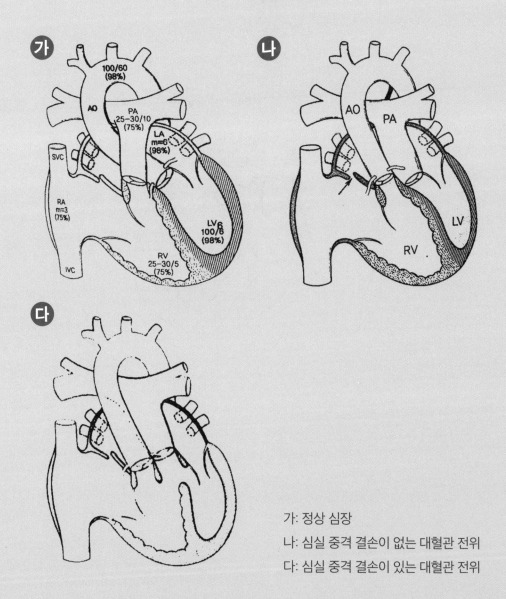

가: 정상 심장

나: 심실 중격 결손이 없는 대혈관 전위

다: 심실 중격 결손이 있는 대혈관 전위

| Fig 2 | 수정 대혈관 전위

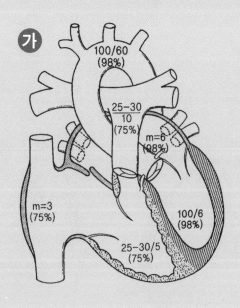

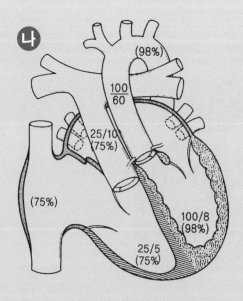

가: 정상 심장

나: 수정 대혈관 전위

4. 활로 4징

| Fig 1 | 활로 4징

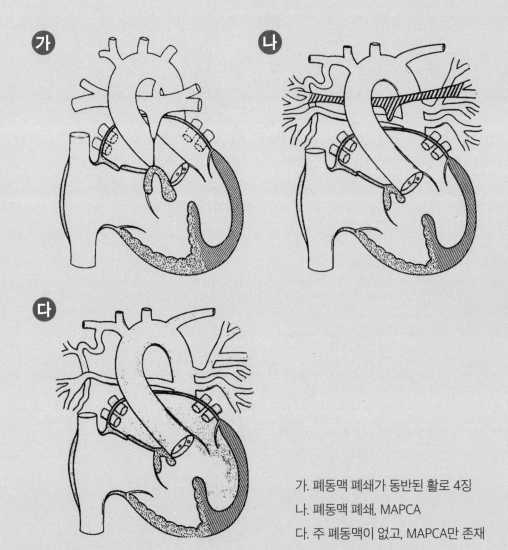

가. 폐동맥 폐쇄가 동반된 활로 4징

나. 폐동맥 폐쇄, MAPCA

다. 주 폐동맥이 없고, MAPCA만 존재

5. 단심실

| Fig 1 | 단심실

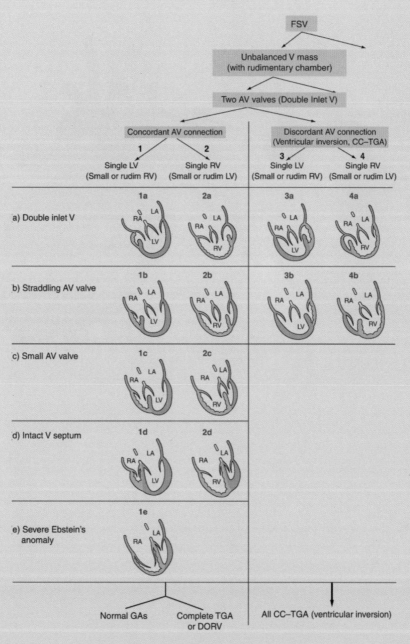

6. 인공 심폐기

| Fig 1 | 인공 심폐기 개념도

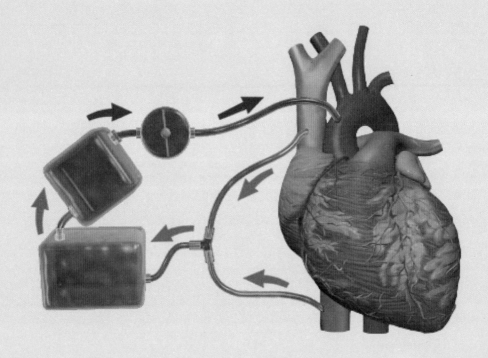

파랑색 화살표는 심장에서 나오는 정맥혈,
빨강색 화살표는 산소 교환기를 통과한 동맥혈

| Fig 2 | 인공 심폐기 모식도

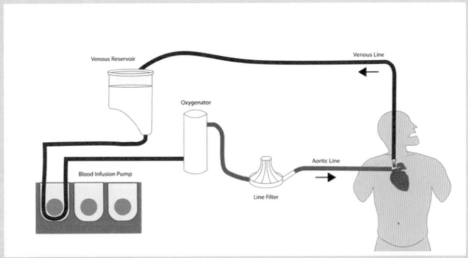

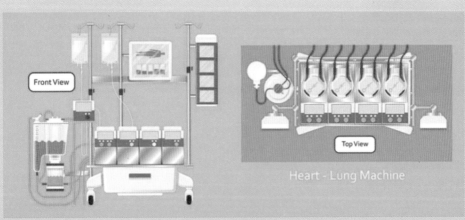

심장 수술
그 이후

초판 1쇄 인쇄 2024년 11월 6일
초판 1쇄 발행 2024년 11월 22일

지은이   서동만
펴낸곳   ㈜엠아이디미디어
펴낸이   최종현
기 획   김동출
편집   최종현
마케팅   유정훈
경영지원   윤석우
디자인   박명원
일러스트   박명원, 신언주

주소   서울특별시 마포구 신촌로 162, 1202호
전화   (02) 704-3448 팩스 (02) 6351-3448
이메일   mid@bookmid.com 홈페이지 www.bookmid.com

등록 제2011-000250호
ISBN 979-11-93828-10-6 (93510)